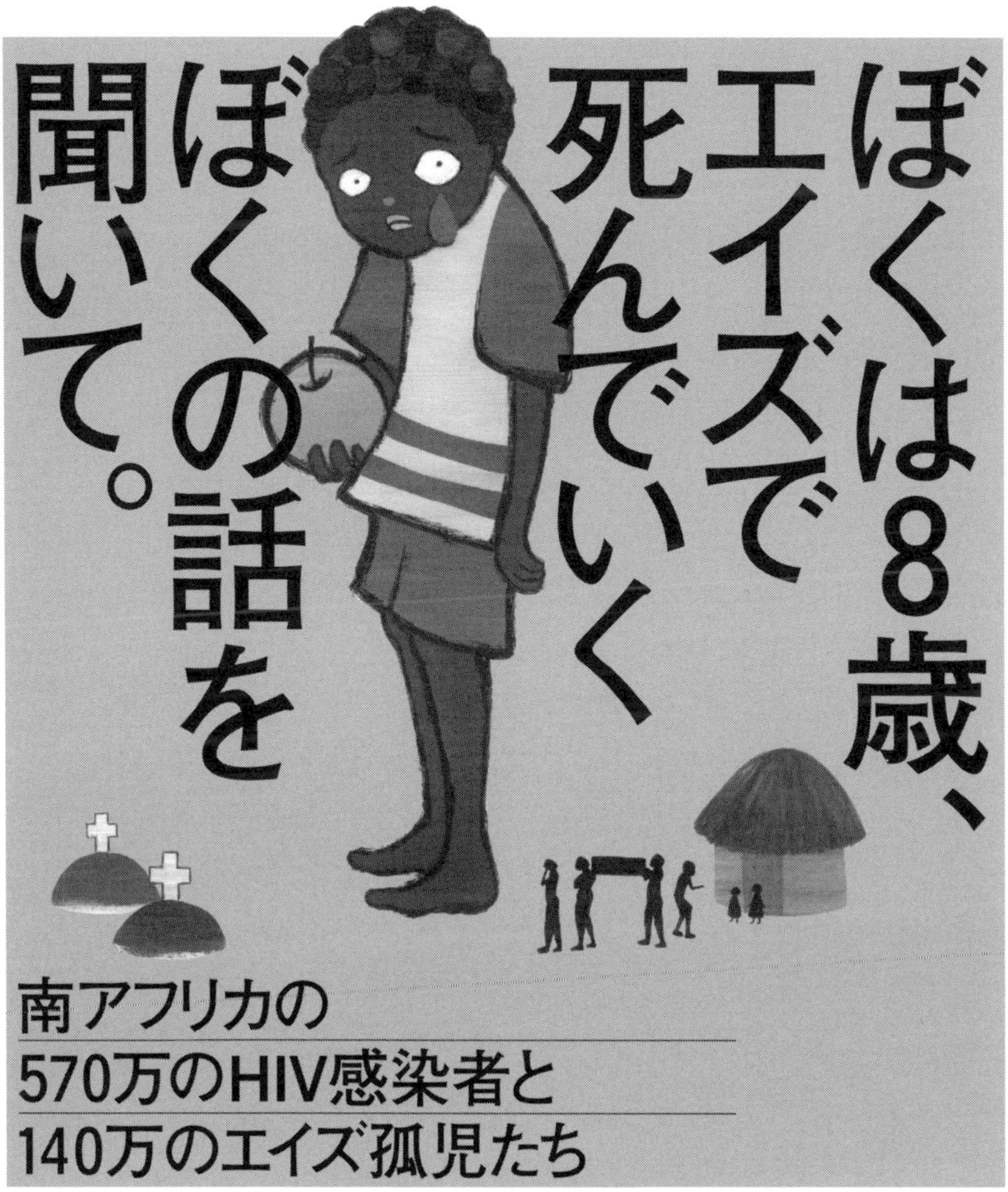

ぼくは8歳、エイズで死んでいくぼくの話を聞いて。

青木美由紀――著
認定NPO法人シェア＝国際保健協力市民の会

南アフリカの
570万のHIV感染者と
140万のエイズ孤児たち

合同出版

この本を読むみなさんへ

わたしは、２００８年からテレビの取材や、サッカーの交流を通して南アフリカを４回訪れました。

南アフリカに行って感じたのは、都市部でも、この本にでてくるリンポポ州のような村でも、どこに行っても「エイズ」という言葉を耳にしないですむところはないということです。

青木さんたちが活動する南アフリカのリンポポ州の村に行き、ＮＧＯや診療所、学校、ユースセンターなどを回ったとき、南アフリカではエイズがどんどん広がっていて深刻な問題なのに、ここではなぜか、エイズ患者さんたちの表情にまだ、少し希望らしいものを感じました。

この小さな村では、ＮＧＯのボランティアたちの支えによって、ＨＩＶ感染者やエイズ患者たちやエイズの影響を受けた子どもたちが孤立することなく、地域の中で普通に生活していたのです。こういった活動や施設がある地域とない地域ではかなり違いがあり、それで彼らの表情に希望を感じたのかもしれません。

結局、わたしが南アフリカに４回にわたって行ってわかったことは、エイズの問題というのは、エイズという病気を克服すれば、それで良いのかというとそうではなく、みんなで支え合ったり、励まし合ったり、毎日の生活を楽しんだりしていけるような関係があったり、将来に対する希望や夢みたいなものが持てることがとても大切だということです。この本に書かれているように、エイズ患者やＨＩＶ感染者が村の中で一緒に生きていける地域づくりや、社会作りをやっていかなければいけないということは、まったく同感できることです。

この本を読むみなさんには、まず南アフリカのことを知って欲しいし、エイズの実情についてもよく理解して欲しいと思います。南アフリカは確かにエイズをはじめ、アパルトヘイトから続く課題もありますが、わたしは１人ひとりが持つ人間の力強さのようなものを感じ、これからの南アフリカに希望を感じています。わたしもサッカーを通して、できる限りの応援や支援をしていきたいと思います。

日本でも、エイズという病気はもう他人ごとではすまされなくなってきました。エイズを遠いアフリカの問題としてとらえるのではなく、自分や自分の大切な人びとを大切にするためにもエイズのことをよく知って、どういうことに気をつければいいのか、なにを理解すべきなのか、そしてＨＩＶ感染者やエイズ患者さんたちと普通に接していける人になって欲しいと思います。きっと本書を読んでくれるみなさんなら、できると思います。

財団法人日本サッカー協会特任理事兼国際委員
ＪＩＣＡオフィシャルサポーター
北澤　豪

5

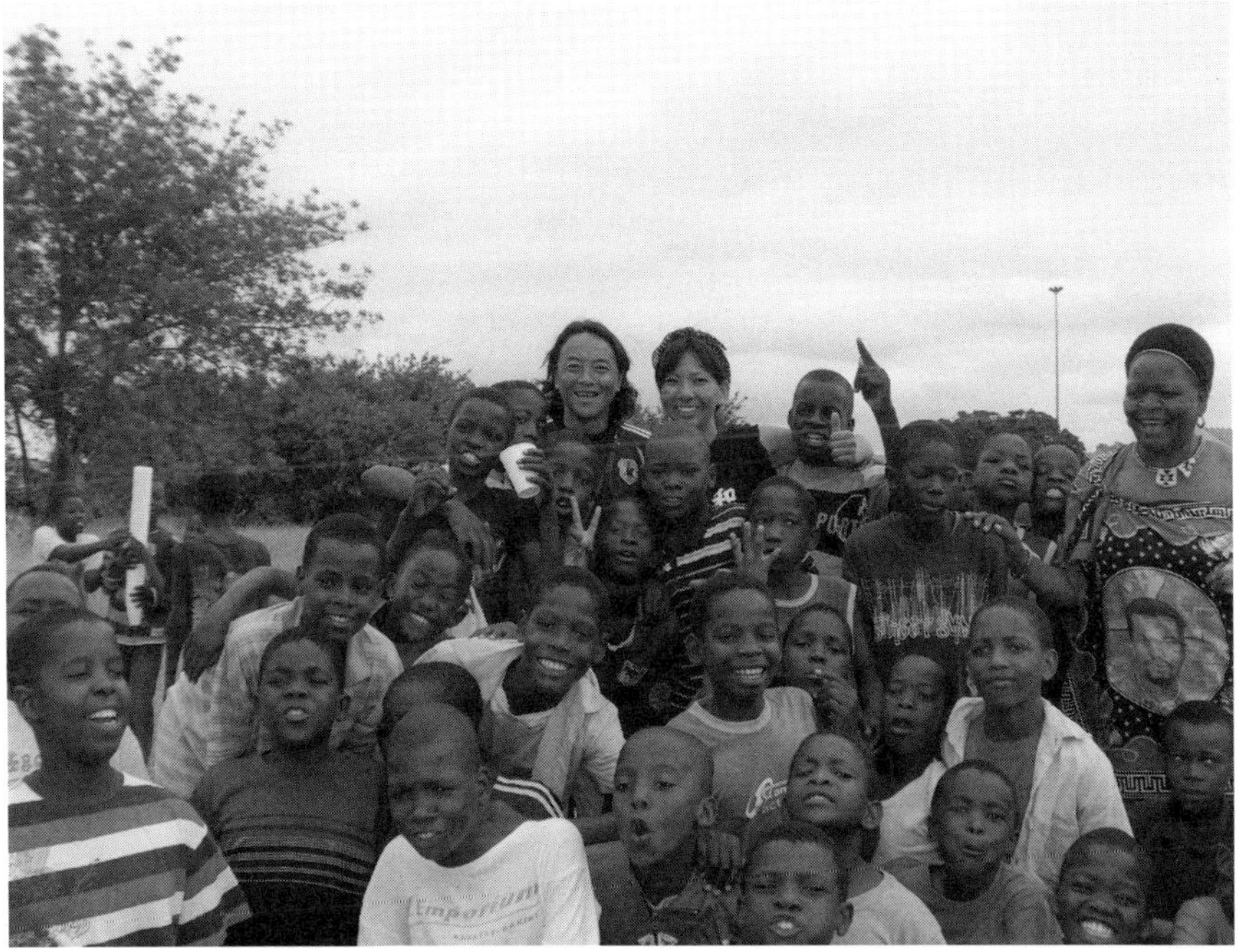

JICA 日本人隊員が教師を勤める南アフリカのンコマジ教育センターで、現地の子どもたち 70 人を対象にサッカー教室を開催した北澤氏。（2008 年）©KTP

ぼくの希望

こんにちは。ぼくの名前はンコシ・ジョンソンです。ぼくは11歳で、末期のエイズ患者です。2歳のころ、HIV（エイズウィルス）に感染した人びとやエイズ患者のためのケア・センターで暮らし始めました。お母さんは、ぼくらがHIVに感染していることが知られて、住んでいる地域から追い出されることを、とても恐れていました。お母さんは、ぼくが小学校に入学する前に死んでしまいました。お母さんのことがとても恋しいです。

ぼくは、とってもからだの調子が悪いときや、エイズの赤ちゃんや子どもたちのことを考えるとき、自分がエイズ患者であることがとても嫌になることがあります。政府は、妊娠しているHIV感染者のお母さんたちが赤ちゃんにエイズウィルスを感染しないようにするための薬をお母さんたちにあげればいいのにと思います。赤ちゃんはあっという間に死んでしまいます。お母さんに見捨てられて、ぼくたちと一緒に暮らしていたミッキーという赤ちゃんがいました。彼はある日、息ができなくなり、食べることもできなくなってしまい、病院に行く前に

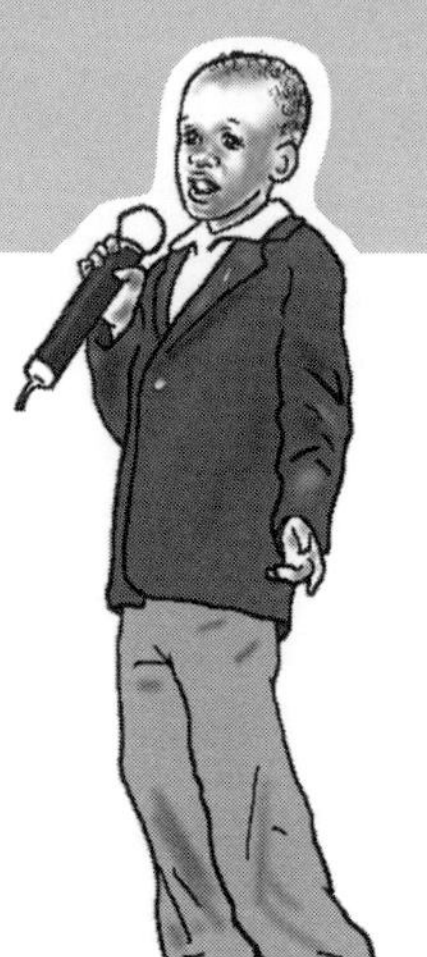

死んでしまいました。ミッキーは、とっても小さくかわいい赤ちゃんでした。もう赤ちゃんたちに死んで欲しくない。だから政府は薬をあげるべきだと思います。

お母さんと赤ちゃんが愛情につつまれて、一緒に暮らすことができたら、お母さんたちも、もっと長生きできるとぼくは思っています。

ぼくが大人になったら、世界中のもっともっと多くの人たちに、エイズの真実について伝えたいと思っています。世界中の人たちがエイズを予防できるようになり、HIVと共に生きる人びとやエイズ患者に対しても敬意をもって接してほしいと思っています。HIVに感染している人に触れても、抱きしめても、キスをしても、手を握っても感染しないのですから。

ぼくたちのことを愛して、そして受け入れてください。

ぼくたちも普通の人間で、手もあり、足もあり、歩くことだって、話すことだってできるし、みなさんと同じように欲しいものだってあるんです。ぼくたちのことを怖がらないで欲しい。ぼくたちもみんな同じ人間だから。

ンコシ・ジョンソン

2000年7月、南アフリカのダーバンで第13回国際エイズ会議が開催されました。開会のスピーチをしたのは、大きな瞳を輝かせたンコシ・ジョンソン君（11歳）でした。

母子感染で、生まれたときからHIV感染者であったジョンソン君は、すでに末期のエイズ患者でした。HIVと共に生きる人間を代表したスピーチ*は、世界中の人びとの心をつかみました。

しかし、翌年の6月1日の早朝、短い生涯を閉じました。まだ12歳という若さでしたが、当時の南アフリカでは、生まれながらにしてHIV感染者であった赤ちゃんが12歳まで生き延びた例はありませんでした。彼は、最後の最後まで、HIV感染者とエイズ患者の権利のために戦い続けた勇気ある闘士でした。

*紹介した文章はその概要。全文は http://www.nkosishaven.co.za/ で参照できます。

装幀――守谷義明十六月舎

※統計数字は、初版刊行時（2010年6月）のものです。

セウタおよびメメリャ
（スペイン）
カナリー諸島
（スペイン）
ガーボ・ヴェルデ
モロッコ
西サハラ
チュニジア
アルジェリア
リビア
エジプト
点線以下が
サハラ以南アフリカ
セネガル
モーリタニア
ガンビア
マリ
ニジェール
チャド
スーダン
エリトリア
ジブティ
ギニア・ビサウ
ギニア
ブルキナファソ
ナイジェリア
中央アフリカ
エティオピア
ソマリア
シエラ・レオーネ
リベリア
象牙海岸共和国
[コートジボアール]
ガーナ
トーゴ
ベナン
カメルーン
サントメ・プリンシペ
赤道ギニア
ガボン
コンゴ共和国
ルワンダ
ウガンダ
ケニア
コンゴ民主共和国
ブルンディ
タンザニア
コモロ
アンゴラ
ザンビア
マラウィ
セントヘレナおよび
その付属諸島
マダガスカル
ナミビア
ボツワナ
ジンバブエ
モザンビーク
アフリカ
リンポポ州
レユニオン
（仏）
スワジランド
南アフリカ
共和国
レソト

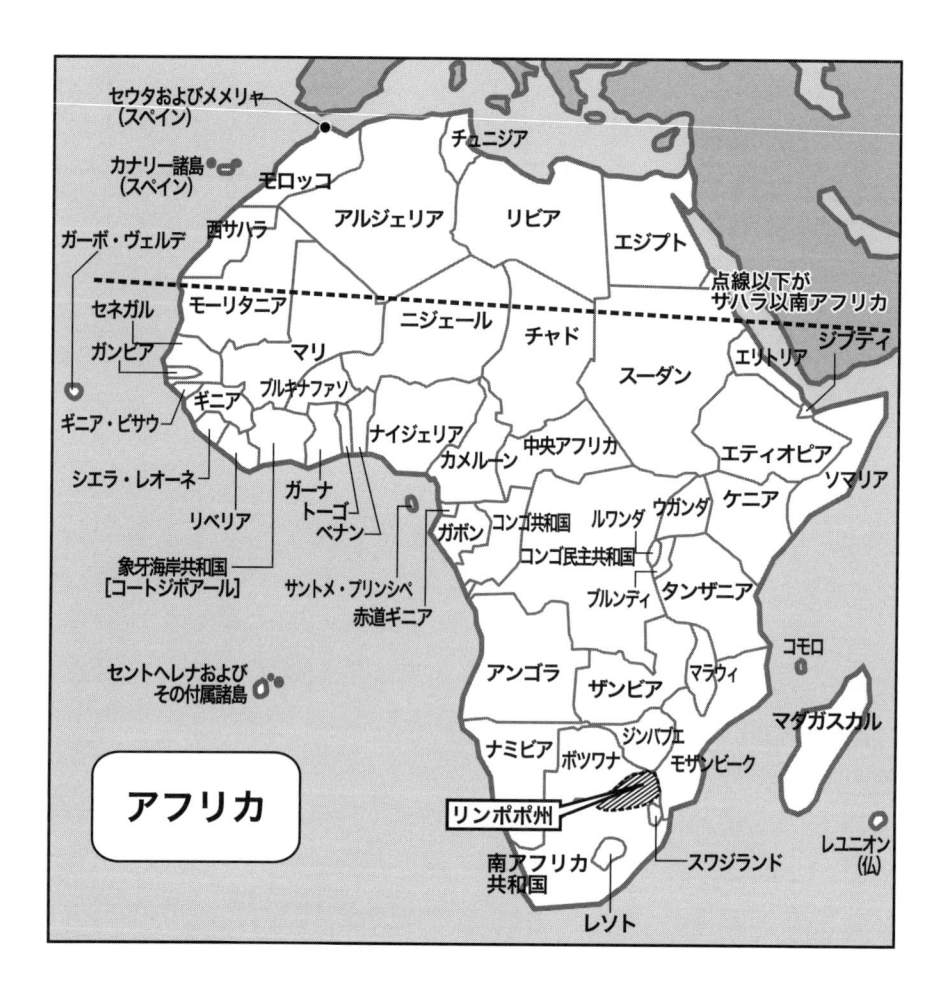

第1章
エイズの影響を受けた子どもたち

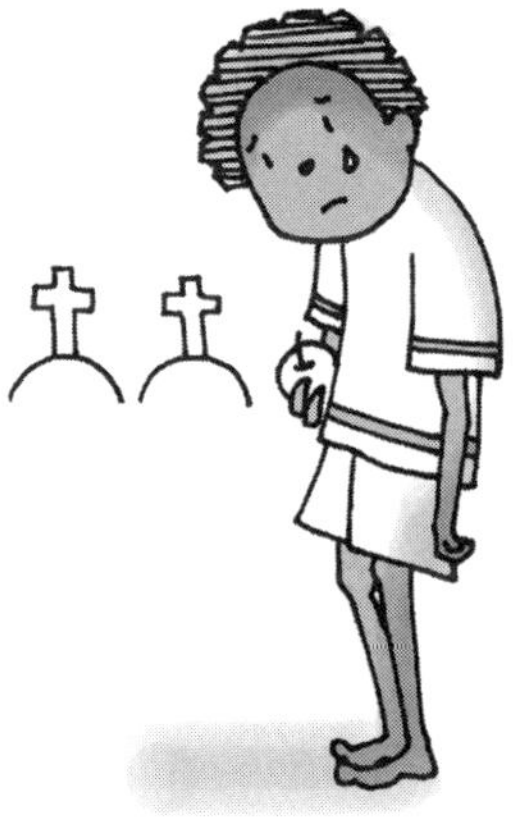

音のない戦争

２００５年８月、私はＮＧＯのスタッフとしてエイズプロジェクト*に参加するために、南アフリカ共和国*の東北部にあるリンポポ州に入りました。10ページの地図を見てください。リンポポ州は、ボツワナ、ジンバブエ、モザンビークとの国境に面している地域です。私たちが活動していた23の村々には、エイズ*で親を失った子どもたちや、親がエイズで病床にあり面倒を見てらえない子ども、ＨＩＶ*に感染した子ども、すでにエイズを発症している子どもが約７００人いました。

プリビリッジは、私が南アフリカで初めて出会ったエイズによって親をなくした子でした。親がいないだけでなく、自分もＨＩＶに感染し、結核を患っていたエイズ孤児でした。

「将来は何になりたいの？」と話しかける私に、「警察官になりたい」と答えたプリビリッジは、知り合って２カ月後、わずか12歳という若さで、２００５年10月末の朝、静かに息を引き取りました。７歳か８歳くらいにし

＊エイズプロジェクト：２００５年８月からシェア＝国際保健協力市民の会と日本国際ボランティアセンターは共同プロジェクトとして南アフリカ共和国リンポポ州でエイズプロジェクトを開始。現地のＮＧＯと協力し①ＨＩＶ感染者支援、②在宅介護支援、③ＨＩＶ予防啓発活動④エイズの影響を受けた子ども支援、⑤家庭菜園支援をおこなってきている。著者は２００５年８月から２００７年４月までプロジェクトマネージャーとして現地に駐在していた。

＊南アフリカ共和国：モザンビーク、ジンバブエ、ボツワナ、ナミビアなどの国々と接し、さらに南アフリカの国土内には独立王国のレソトとスワジランドがある。

＊エイズ：ＡＩＤＳ＝後天性免疫不全症候群。ＨＩＶ（ヒト免疫不全ウィルス）に感染することで免疫の働きが低下することによってさまざまな病気を発症する状態。27ページ参照。

か見えない小さな、小さな体でした。

２００５年当時、南アフリカには１２０万人のエイズ孤児がいて、24万人の０歳から15歳の子どもがＨＩＶに感染していると推定されていました。私もこれらの統計はすでに知っていました。しかし、はじめて知り合ったプリビリッジがその１人で、こんなにもあっけなく私の前から姿を消してしまうとは思ってもいませんでした。

プリビリッジの家族が住むリンポポ州は、アパルトヘイト政策の一環として作られた「ホームランド」と呼ばれた黒人居住区を有し、南アフリカの中でも黒人の人口率が一番高く、失業率50％といわれる地域で、電気や水道などの生活に必要な設備がまだ整っていない貧困地区でした。＊

プリビリッジのお母さんは、初めてのＨＩＶ抗体検査（１４２ページ参照）で感染していることがわかり、しばらくすると体調

＊ＨＩＶ（ヒト免疫不全ウィルス）： エイズという病気を引き起こす原因のウィルス。ＨＩＶが人の体内に入り込んだ状態を「ＨＩＶ感染」という。27ページ参照。

＊国勢調査２００１

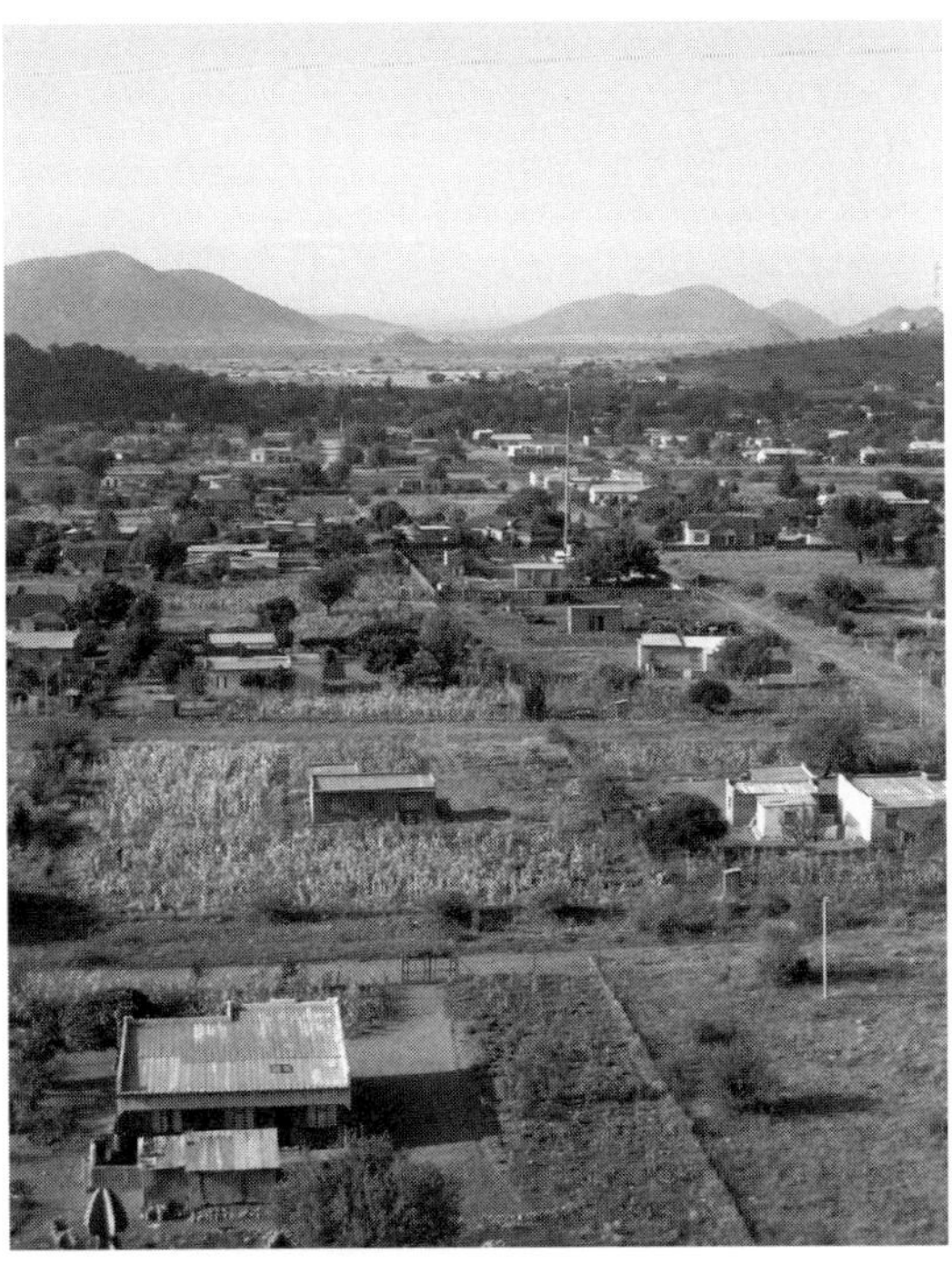
活動していたリンポポ州の村の全景

が悪くなり、床に伏せるようになりました。その当時はまだ、エイズ治療薬（142ページ参照）が病院で手に入らなかったため、プリビリッジのお母さんは薬を飲むことができませんでした。

このとき、すでにお父さんもエイズを発症していて、寝たきりの状態でした。子どもたちを養うことができません。一家がバラバラになり、お姉さんたちはお父さんのお母さんの家に、プリビリッジはお母さんの妹（おばさん）のところに預けられました

お母さんは2004年のクリスマスに死に、間もなく一緒に暮らしていたおばあさんも死んでしまいました。さらに10カ月もたたないうちに、お父さんもエイズで息を引き取りました。

プリビリッジが預けられたおばさんにも仕事がなく、まったく収入がありません。隙間だらけの掘っ立て小屋で、電気も水道もありませんでした。おばさん自身も、ようやく生活しているような状態だったので、薬を飲めば治るはずの結核も悪化するばかりでした。薬どころではありません。プリビリッジには満足な食事も与えられていませんでした。

私が、地域でエイズ孤児たちのサポートをしているボランティアたちと一

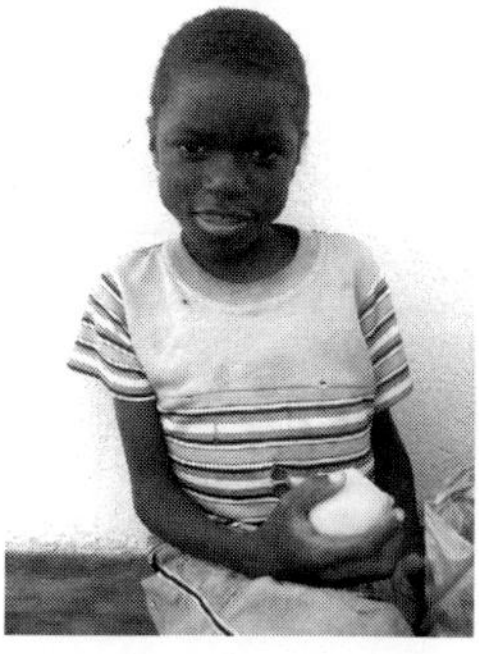

朝から何も食べていなく、大好きなリンゴをおいしそうにほおばるプリビリッジ

緒に彼の家を訪ねた日も、プリビリッジは朝から紅茶を一杯飲んだだけで、何も食べていませんでした。大好きなりんごを丸ごと差し出すと、おいしそうにかじりつきました。

お友達と外で遊んでいたので、「学校はどうしたの?」と尋ねると、「やせっこ、やせっこってみんながいじめるんだ。それに学校に着て行く制服もないから……」と答えました。

しばらくして、お姉さんたちが住むおばあさんの家に預けられることになったのですが、プリビリッジはお母さん、おばあさん、お父さんと立て続けに亡くし精神的に不安定になっていて、「つぎは自分の番だ……」とつぶやき始めていました。おばあさんの家で、お姉さんたちと暮らせるようになって間もなく、エイズで息を引き取りました。

私が南アフリカに滞在した約2年の間、村々で毎週毎週いくつものお葬式がおこなわれていました。墓場に行くと3つ4つの葬式が同時進行でおこなわれていることもよくありました。

実際、人びとはブライ(南アフリカ式のバーベキュー)を楽しんだり、買い物を楽しんだりするよりも、お葬式の準備をしたり、お葬式に参列してい

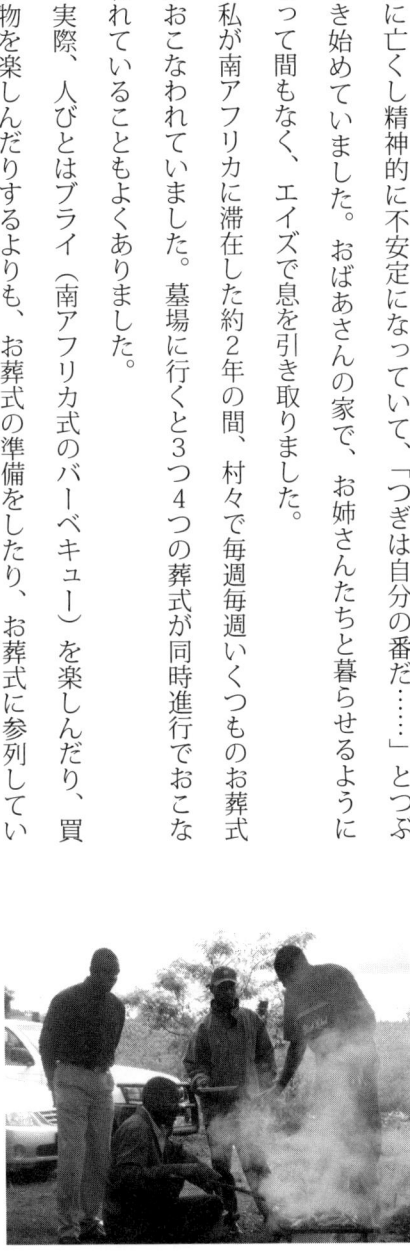

南アフリカ式のバーベキューのブライを楽しむ人びと

ることの方が多いと嘆いていました。

村には、銃声や爆音もありません。銃に撃たれ、道端で血を流している人がいるわけでもありません。緑豊かで、とてものどかに見えるこの村々では、信じられないほどたくさんの人びとが声を立てることなく、静かにエイズで息を引き取っていたのです。

1980年代中ごろから数えた、サハラ以南アフリカ[*]全土でエイズで死亡した人は、2000万人を超え、2008年だけでも200万人の命が奪われました。さらにエイズは1400万人もの子どもたちから親を奪い、子どもたちが青年になる前に命を奪ってしまう、まさに「音のない戦争」なのです。

財産を奪われた子ども

夫が残してくれた家で、3人の子どもたちと仲良く暮らしていた女性は、市場で野菜や果物を売って生計を立てていましたが、あるとき体調が悪くなり検査を受けてみると、HIVに感染していたことがわかりました。みるみ

＊サハラ以南のアフリカ：アフリカ大陸のサハラから南に位置する47カ国を指す。世界でもっとも経済的に貧しい地域。10ページの地図参照。

る体調が悪化し、寝込むようになりました。

彼女は、子どもたちに「お母さんが死んでも、この家だけは手放すんじゃないよ。この家はあんたたちの財産だからね」と言い残して息を引き取りました。でも、お母さんが亡くなると、これまで会ったこともない「お母さんの妹」というおばさんがやってきて、「これからはおばさんが面倒を見てあげるよ」と甘い言葉をかけ、自分の２人の子どもと一緒に家に住みついてしまいました。

まもなく、３人の子どもは追い出され、その女性は家を壊して、その跡地に立派な家を建てました。地域のボランティアたちが３人の子どもを守ろうと一生懸命努力しましたが、家が子どもたちの物である証拠の文書がないために、何の抵抗もできませんでした。３人は、お母さんを失っただけでなく、お父さんが残してくれた唯一の財産である家までも奪われてしまったのです。

「性」を売って生活をする子どもたち

両親をエイズで立て続けに亡くした、４人の兄妹がいました。その後兄妹だけで暮らしていましたが、もともと貧しかった兄妹たちの家は、電気も水道も引かれていないような岩がごつごつした土地に、大雨が降ったら流されてしまうような泥土で建てた家に住んでいました。25歳の長男にも仕事がないため、２番目のお姉さんは、体を売ってわずかな稼ぎを得ていました。やがてそのお姉さんが妊娠し、子どもを産みましたが、今はその子に給付されるわずかな児童手当を頼りに兄妹４人が生活しています。

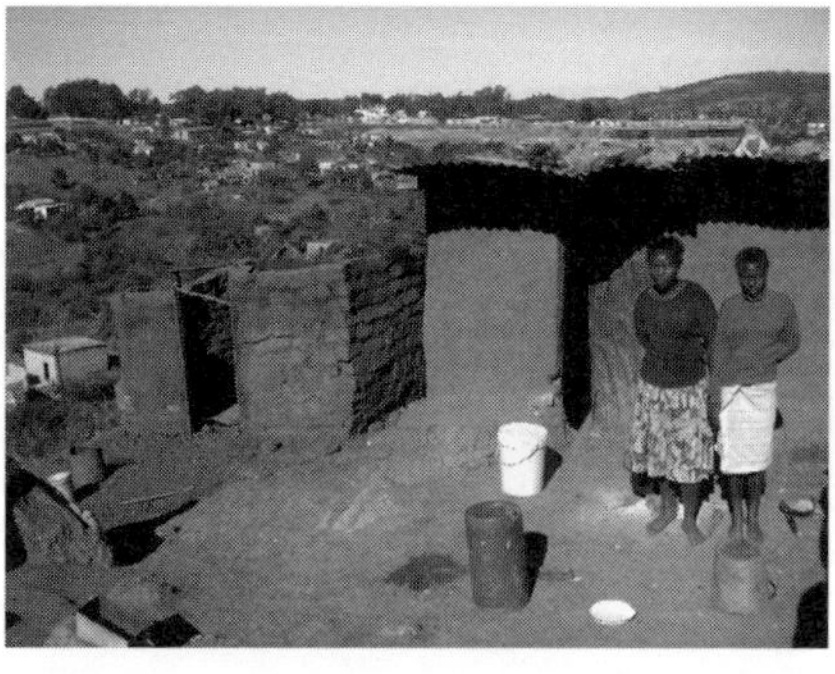

電気も水もない地域で大雨が降ったら流されてしまうような泥土の家に住む兄妹たち

誰も守ってくれる人がいない

「わたしは、ンツァコ。15歳の少女です。

私は今、おばあちゃん、おじさん夫婦、その２人の子どもたちと一緒に暮らしています。おじさん夫婦は働いていないので、おばあちゃんの年金を頼りに生活しています。毎日が苦痛です。毎日、朝起きて顔を洗ったら、まずは家中の掃除をしなければいけません。掃除が終わると、ようやくおばさんが朝ごはんの支度《したく》を始めます。

ごはんができると、『さあ、ごはんができたわよ』と自分の２人の子どもだけに声をかけます。みんなが朝ごはんを食べ終わってから、私が台所に行くと、私の分は何も残っていません。パンが二切れ残っている日はまだましです。お昼のお弁当もありません。お腹をすかせて帰ってきても、すぐに夕飯の支度をしなければいけなせん。

夏休みの前、おばさんは子どもたちと遊びに行く話を楽しそうにしていました。９歳の子どもが『お母さん、お姉ちゃんは一緒に行かないの？』と聞いてくれました。おばさんは私に聞きもしないで、『いいのよ。おうちでお留守番してくれるって……』と答えていました。

私の大切なお母さんが２００６年3月20日、エイズで死んでしまってから、私の人生は一変してしまいました。お母さんとは、都会のヨハネスブルグに住んでいました。私にはお父さんがいません。

おばあさん以外に身寄りのない私は、お母さんの生まれ故郷のリンポポ州

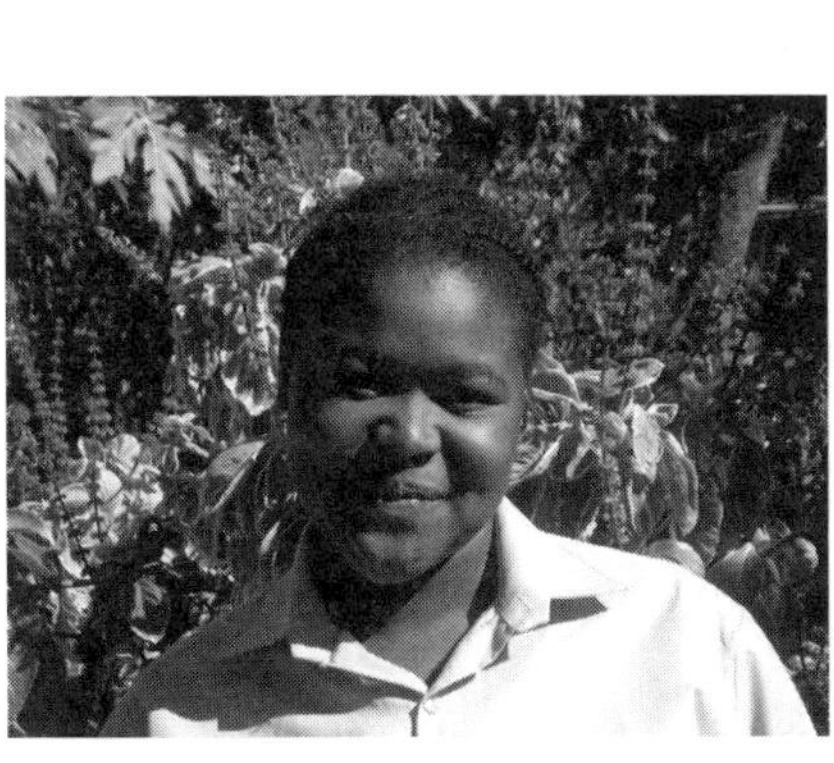

母親をエイズでなくし、唯一頼れるリンポポ州在住のおばあさんの世話になっているンツァコ

に戻ってこなければいけませんでした。お母さんが友達と一緒に経営していた保育園もどうなったのかわかりません。お母さんがいなくなってから、私には味方が1人もいません。孤独でとっても寂しいです。

幸い私はＨＩＶに感染していません。将来は医者になって、病気で困っている人を助けたいと思っています。でも、私にはお金がないので、その夢がかなうかわかりません」

これは２００６年６月におこなったエイズの影響を受けた子どもたち（１４２ページ参照）のためのキャンプで、ンツァコが書いてくれた家族の作文です。

この章で紹介した例は、氷山の一角です。エイズによって親をうしなった子どもたち、エイズになった子どもたちのケースは1人ひとり異なります。これから数年の間、２０００万人にも増えると推定されているサハラ以南のアフリカのエイズ孤児たちをどうやって守っていけばいいのでしょうか。

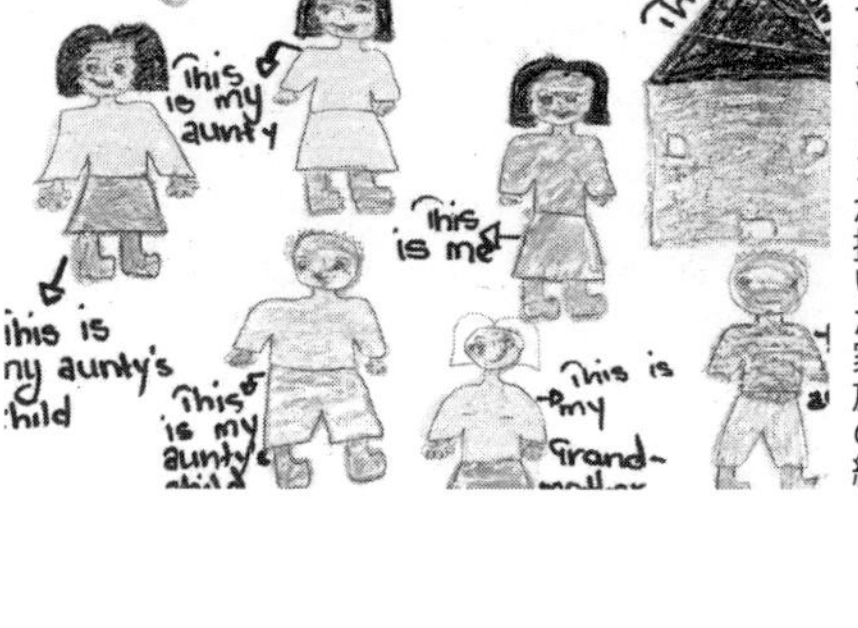

エイズの影響を受けた子どもたちのキャンプでンツァコが描いた家族の絵

第2章
エイズウィルスは人種を選ばない

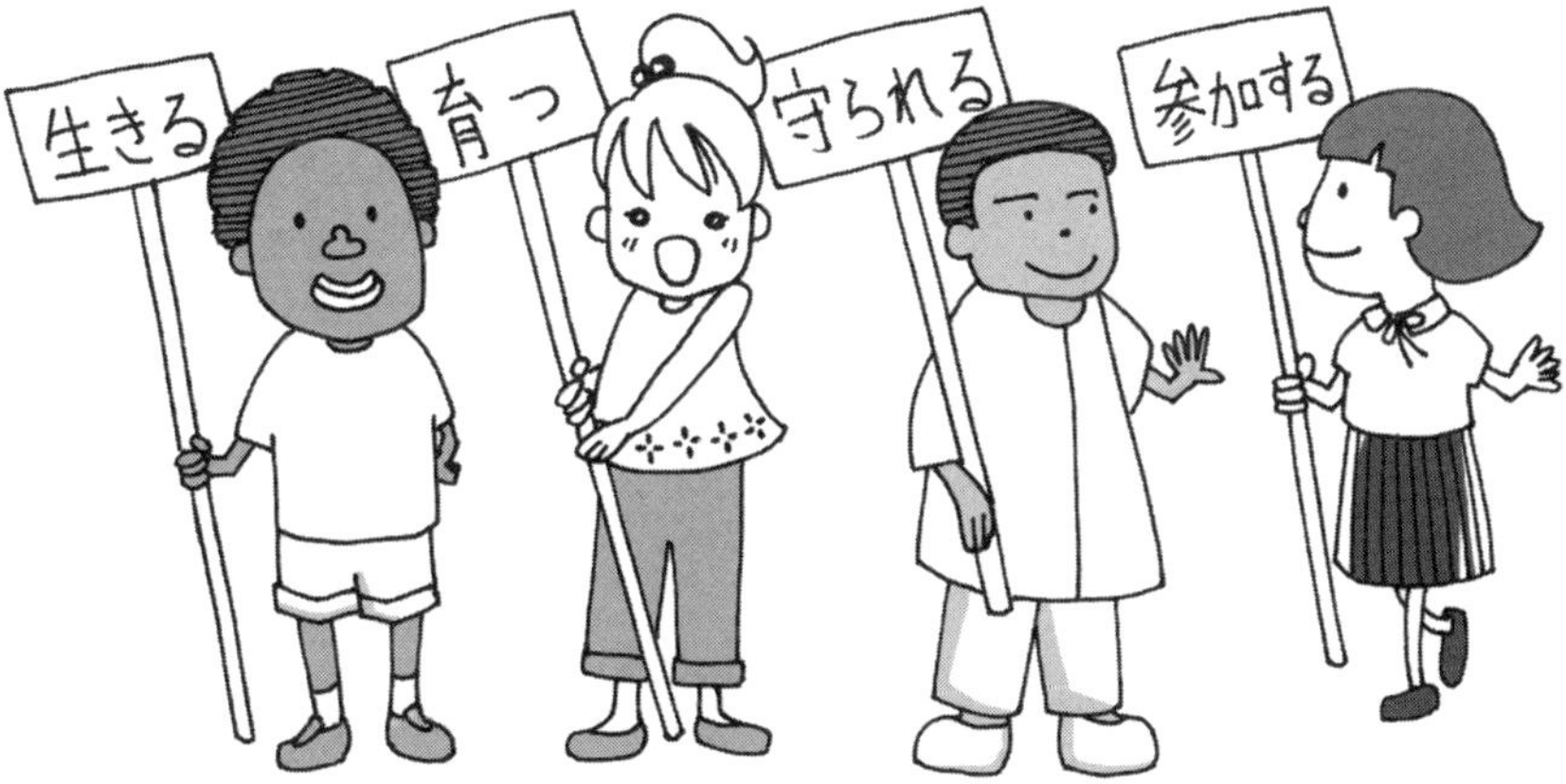

エイズ流行の波

１９８０年代はじめにエイズウィルス（ＨＩＶ）が発見*されました。エイズウィルスは自由に国境を越え、世界中に感染が拡大しました。毎年何百万人もの人びとがエイズによって命を失っています。とくに貧困地域とされるサハラ以南のアフリカ諸国に大きな被害をもたらしています。

エイズという病気には３つの波があるといわれています。

第一の波は、人びとがＨＩＶに感染すること。

第二の波は、エイズを発症すること。

第三の波は、エイズで人びとが亡くなることによってさまざまな社会への影響が出現する時期です。

アフリカでは、すでに第三の波が押し寄せてきています。サハラ以南のアフリカ全体で、エイズによって親を亡くした子どもの数は、90年には１００万人未満でしたが、２００８年には１４００万人に上っ

2008 年末の HIV 感染者（成人・子ども）推定総数

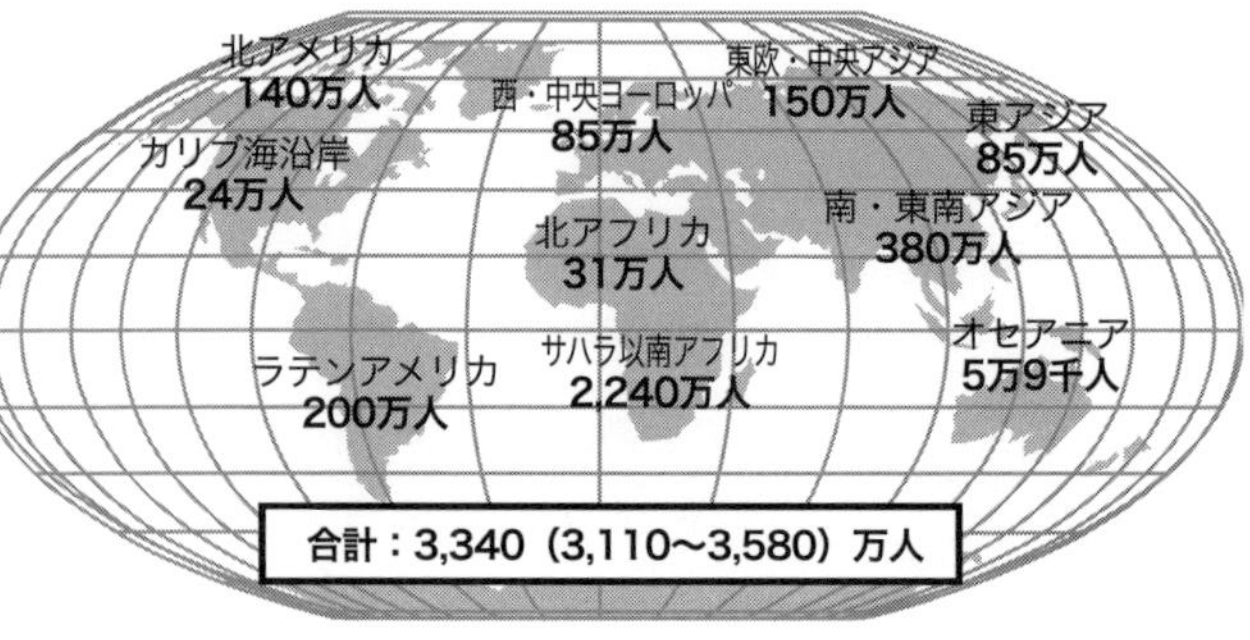
北アメリカ
140万人
東欧・中央アジア
150万人
西・中央ヨーロッパ
85万人
東アジア
85万人
カリブ海沿岸
24万人
南・東南アジア
380万人
北アフリカ
31万人
オセアニア
5万9千人
ラテンアメリカ
200万人
サハラ以南アフリカ
2,240万人
合計：3,340（3,110〜3,580）万人

UNAIDS および WHO「HIV ／ AIDS 最新情報 2009」を基に作成

＊エイズウィルスの発見：フランスのパスツール研究所のリュック・モンタニエ博士と、フランソワーズ・バレシヌシ博士によって１９８３年に発見された。２００８年ノーベル医学賞受賞。

ています。この数字は、世界でエイズによって親をうしなった子ども全体の８割を占め、実に日本の小学生、中学生、高校生を合わせた数に匹敵します。そして、２０１１年には多くて２０００万人まで増えたと推定されています。

＊本書は２０１０年６月時点の最新データに基づいています。

エイズの子どもへの影響

親がエイズを発症し、病床に伏せるようになったとき、多くの子どもは親の看病をしなければいけません。病院に連れて行くための交通費や医療費の工面をしなければいけなく、経済的にも精神的にも負担を強いられます。なかには看病のために学業を中断し、生活費を稼ぐために働き始める子どももいます。

片親が亡くなった段階で、もう一方の親もＨＩＶに感染している可能性が高く、短い期間で両親を亡くす子どもも少なくありません。両親が亡くなると、お葬式代を工面しなければいけません。

親が亡くなるとアフリカでは、おじさん、おばさんの家、あるいはおじいさん・おばあさんの世話になります。なかでも村の中では尊敬されながら

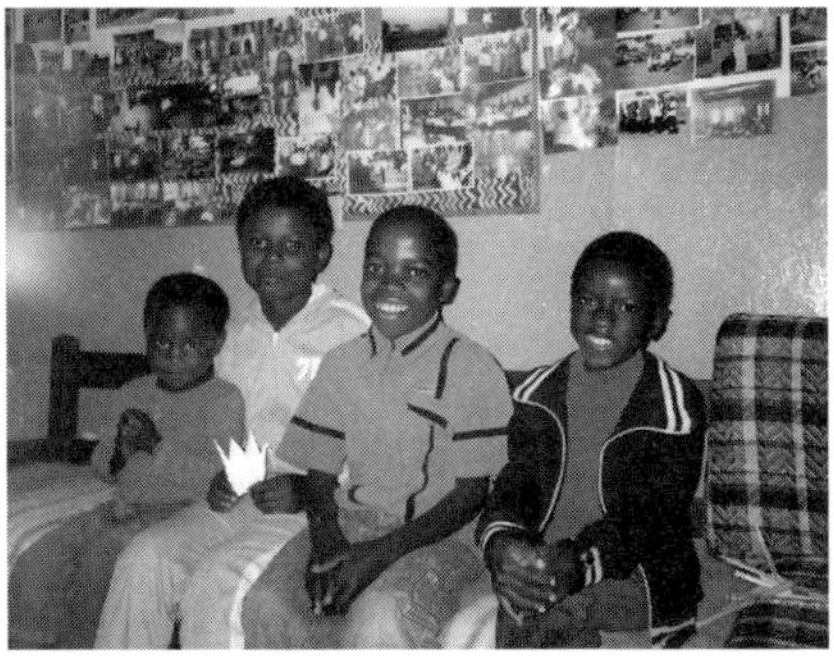

ＨＩＶ感染者自助グループに参加していたエイズの影響を受けた子どもたち

も、経済的にはもっとも弱い立場におかれている高齢のおばあさんが孫の面倒をみているケースがよくあります。おばあさんも自分の娘や息子が２人、３人とエイズで亡くなると、その数倍の孫の面倒をみることになります。経済的にも苦しく、食べることさえままならない状態に陥ります。

適切な大人の保護を受けられない子どもたちの多くが、学校に行くことができなくなる事態を避けられません。「エイズの子ども」と差別や偏見を受けたり、お金をかせぐために児童労働に従事する子どもも出てきます。なかには貧しさから自分の体を売ってお金を手に入れる以外に生きのびるすべのない状況に追い込まれる子どももいます。そこでＨＩＶに感染してしまうという悪循環が生じます。

崖っぷちに立たされる子どもたち

世界の子どもたちを守るために作られた「子どもの権利条約*」

エイズの影響を受ける子どもたちと家族が直面する問題

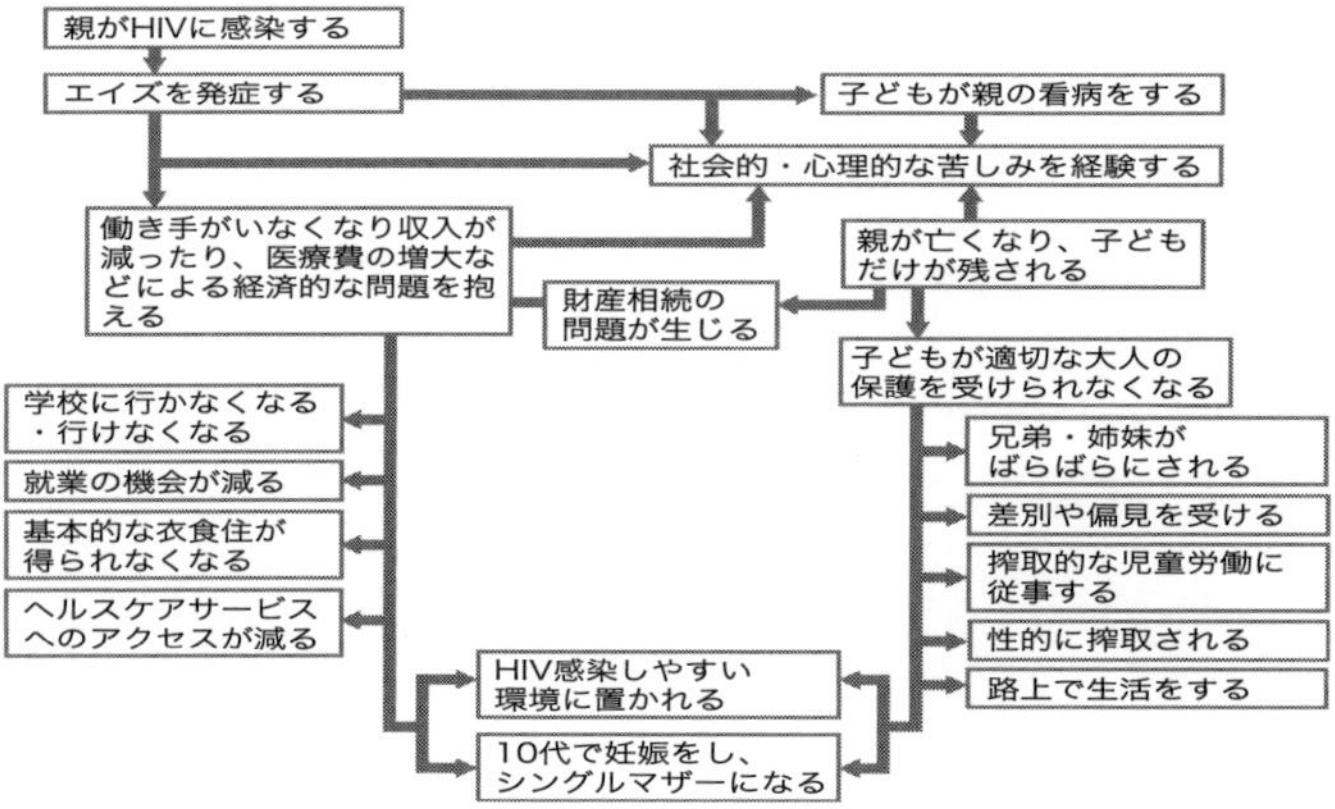
親がHIVに感染する
エイズを発症する
子どもが親の看病をする
社会的・心理的な苦しみを経験する
働き手がいなくなり収入が減ったり、医療費の増大などによる経済的な問題を抱える
親が亡くなり、子どもだけが残される
財産相続の問題が生じる
子どもが適切な大人の保護を受けられなくなる
学校に行かなくなる・行けなくなる
就業の機会が減る
基本的な衣食住が得られなくなる
ヘルスケアサービスへのアクセスが減る
兄弟・姉妹がばらばらにされる
差別や偏見を受ける
搾取的な児童労働に従事する
性的に搾取される
路上で生活をする
HIV感染しやすい環境に置かれる
10代で妊娠をし、シングルマザーになる

Williamson, J (2004) A Family is for Life (draft), USAID and the Synergy Project. Washington を基に著者一部改訂

には、４つの柱である「生きる権利」「育つ権利」「守られる権利」「参加する権利」が掲げられています。

■「子どもの権利条約」４つの柱

・**生きる権利**：防げる病気などで命を奪われないこと。病気や怪我をしたら治療を受けられることなど。

・**育つ権利**：教育を受け、休んだり遊んだりできること。考えや信じることの自由が守られ、自分らしく育つことができることなど。

・**守られる権利**：あらゆる種類の虐待や搾取などから守られること。障がいのある子どもや少数民族の子どもなどは特別に守られること。

・**参加する権利**：自由に意見を表したり、集まってグループを作ったり自由な活動をおこなったりできることなど。

しかし、エイズの影響を受けた子どもたちの権利は守られるどころか、健康、人権、福祉、そして時として生存をも危険にさらされているのが現状です。エイズの影響を受けた子どもたちには、とくにつぎのような傾向が見られるという報告があります。

＊**「子どもの権利条約」**：国連条約。1989年の第44回国連総会において採択され、現在の締結国の地域数は193におよぶ。

・学業成績があまりよくない、もしくは学業を中断してしまう
・教育的および職業的な機会が限られてしまう
・低年齢で働き始める
・健康および栄養状態が貧しい
・土地や財産の権利を失う
・愛情や世話が不足している
・スティグマ（恥辱）や差別を経験しやすい
・搾取や虐待を経験しやすい
・性的虐待や搾取に苦しみやすい
・悲しみやトラウマに対応するための精神的サポートが不足している
・長期にわたる心理的な問題を抱えやすい
・薬物などに依存し、犯罪に巻き込まれやすい
・ＨＩＶに感染しやすい

ＨＩＶというウィルスとエイズという病気

ＨＩＶは、「ヒト免疫不全ウィルス」というウィルスの一種です。ＨＩＶに感染した人をＨＩＶ感染者またはＨＩＶ陽性者と呼びます。ＨＩＶ陽性（ポジティブ）という呼び方は、ＨＩＶ抗体検査の結果が、陽性（＋）であるということからきていますが、ポジティブに社会に受け止めてほしいという願いも込められています。

ＨＩＶは体を病気から守る免疫のしくみの中心であるヘルパーＴリンパ球（ＣＤ４細胞）という白血球などに感染し、「免疫システム」が破壊されてしまいます。そのために体の抵抗力が弱ってしまい、健康な人ならば影響を受けないような感染力の弱い病原体に対しても抵抗する力を失って、さまざまな日和見感染症や悪性腫瘍などが引き起こされるようになります。

このように免疫が低くなってさまざまな病気を発症するようになった状態を「エイズを発症する」といいます。免疫の働きが悪くなる、つまり抵抗力が弱くなったときに、健康な状態では、病気を起こさないような弱い病原体でも病気を引き起こすことになります。こうした感染症を「日和見感染症」といいます。ですからエイズという病気を特徴づける23の日和見感染症*は聞きなれない病気が多数をしめています。

HIVに感染してから、エイズが発症するまでには多くのばあい数年間かかり、なかには、20年以上発症しない人もいます。ですから自分が感染していることを知らないままに過ごしていることも多いのです。HIV抗体検査を受けない限り、感染しているかしていないか判断がつかないため、自覚症状がない間も安全でない性行為などを通して、他人に感染を拡大してしまう可能性があります。

HIVの感染経路は、つぎの3つがあります。一番多いのが性行為による感染です。

①母子感染

HIVに感染している母親自身がHIVに感染していることを知らずに妊娠・出産したばあいに、産まれてくる子どもに感染してしまうことがあります。しかし、現在は、妊娠中に適切なエイズ治療薬*を服薬をすることや、可能であれば帝王切開《ていおうせっかい》*での出産、母乳ではなく粉ミルク*を与えることでかな

＊23の日和見感染症：ニューモシスチス肺炎、クリプトコッカス髄膜炎、トキソプラズマ脳炎など。

＊妊娠中のエイズ治療薬：抗レトロウィルス薬。

＊帝王切開：子宮切開によって胎児を取り出す手術のこと。

＊粉ミルク：アフリカの農村部など衛生的な水を得ることが困難な地域では、粉ミルクを与えることで下痢をおこし、かえって死亡率があがってしまうことがある。こうした地域では、粉ミルクより母乳を選択せざるを得ないばあいもある。また近年のエイズ治療薬の普及により、すでにエイズ治療の始まっているお母さんからは、母乳を与えても感染しないことが増えてきたので、母乳で育てるばあいもある。

りの確率で感染を防ぐことができるようになりました。

ただし、医療が満足に受けることができない国や地域では、まだ母子感染を十分に防ぐことができないのが現状です。サハラ以南のアフリカでは、２００８年だけでも推定39万人の子どもが出産時に母親から感染したとされています。

②血液を介しての感染

血液による感染は、ＨＩＶに感染している人との血液の交換や体内に血液が入り込んでしまったばあいに、感染の可能性があります。薬物注射のためにＨＩＶに感染している人が使用した注射器を共用したばあいや医療従事者が誤って自分の指を刺す事故、またはＨＩＶ感染した血液を検査せずに輸血したばあいなどに感染します。

③性行為による感染

世界でも、日本でももっとも多い感染原因が、性行為によるものです。ＨＩＶに感染している人と安全でない性行為をすることで、ＨＩＶ感染者の精液や膣分泌液、または血液中のＨＩＶが粘膜を通って血液にＨＩＶが進入し、感染する可能性があります。コンドームは避妊を目的とするだけではな

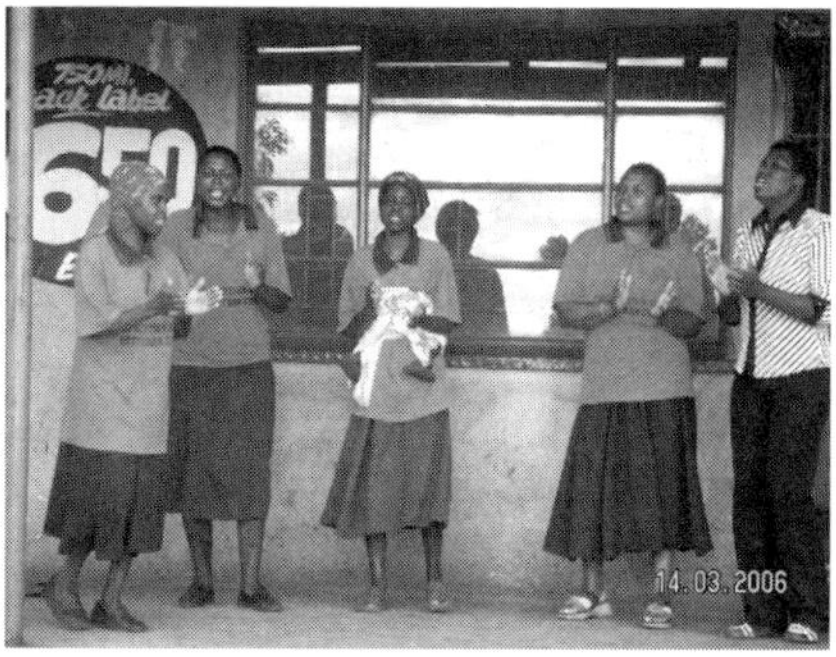

ボランティアたちが酒場の前で「HIV抗体検査を受けに行こう」と予防啓発の劇をおこなっている女性たち

く、性行為を介して感染する性感染症*を予防するには一番の予防方法です。

そう簡単には感染しない病気

ＨＩＶはヒトの血液や精液、膣分泌液などの中で生きています。ＨＩＶはヒトの体の外では生き延びられない、弱いウィルスです。ＨＩＶに感染している人と学校・職場・家庭などで日常生活を一緒に送っても、感染することはありません。たとえば、握手をしたり、キスをしたり、一緒に鍋料理を食べたり、おなじトイレを使っても、感染することはありません。また動物を介して感染することもありません。

今は、ＨＩＶに感染しても、エイズの発症をくい止める抗ＨＩＶ療法*が確立されています。早めに検査して自分がＨＩＶに感染しているかどうかがわかれば、エイズを発症する前に必要な治療を開始して、感染していない人とおなじように生活ができるようになりました。

ただし、２０１０年現在、まだ完治できる薬は開発されていないので、一度感染したら一生付き合っていかなければいけない慢性の病気

*性行為を介した感染症：性感染症と呼ばれる。ＨＩＶ感染症、梅毒、クラミジア感染症などがある。

*抗ＨＩＶ療法：ＨＡＡＲＴ。Highly Active Antiretroviral Therapy。エイズ治療薬を3～4種類組み合わせて服用する多剤併用療法と呼ばれる治療方法。

HIVに感染してからの経過

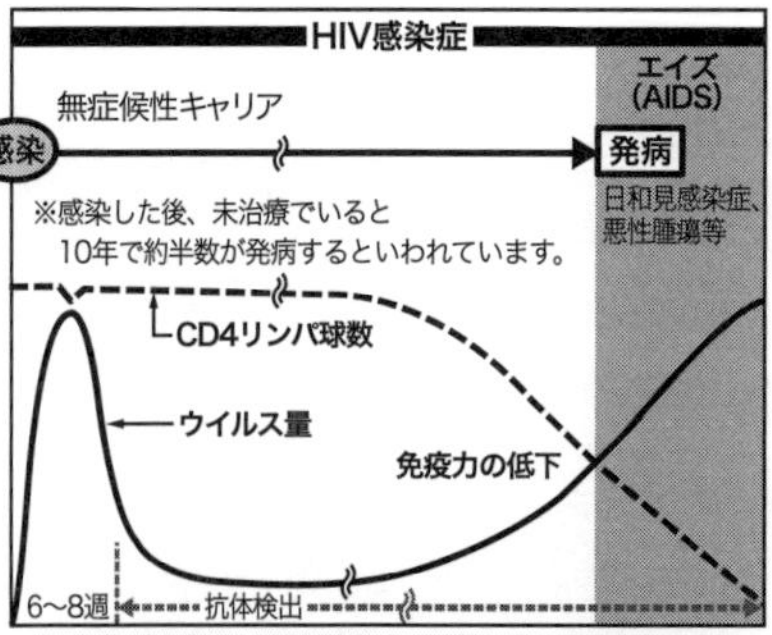
HIV感染症
エイズ
(AIDS)
無症候性キャリア
感染
発病
日和見感染症、
悪性腫瘍等
※感染した後、未治療でいると
10年で約半数が発病するといわれています。
CD4リンパ球数
ウイルス量
免疫力の低下
6～8週
抗体検出
ウイルスは活動し続けているので
他の人に感染させる可能性があります。

出典：「ともに生きるために」東京都福祉保健局

であること、また飲み忘れがあると薬の効かない耐性ウィルスが出現しまうため、治療を開始したら一生薬を飲み続けなければいけないこと、そして強い副作用なども存在することも忘れてはなりません。

このようにエイズという病気は、ＨＩＶに一度感染してしまうと一生ウィルスと付き合わなければいけないやっかいな病気です。しかし、ＨＩＶに感染した人やエイズを発症した患者さんたちのことを恐れたりするのはまったく的はずれなことです。今はウィルスと共に生きながら、感染していない人とまったく変わりなく仕事をし、生活をすることができるようになっています。後で紹介しますが、ＨＩＶ感染者やエイズ患者にとって、もっとも怖いのは周りの人びとから受ける差別や偏見なのです。

HIVは肌の色を選ばない

さて、１９０８年ごろ、アフリカで動物の体内で生息していた免疫不全ウィルスが変異して人間に感染したことが、ＨＩＶの始まりであったといわれています。

それから70年を経た１９８１年、アメリカの男性同性愛者や静脈注射常習者*、血友病患者*などにニューモシスチス肺炎*やカポジ肉腫*などの特徴的な病気が多発しました。その1年後、エイズという病名がつけられ、１９８３年に原因ウィルスであるＨＩＶが発見されました。世界保健機構（ＷＨＯ）が統計を取り始めた１９８１年には、わずか３８１名の患者しかいませんでしたが、四半世紀の間に10万倍の３０００万人まで感染が爆発してしまったのです。

南アフリカでも、１９８２年に最初に発見されたＨＩＶ感染者が都市部に住んでいた白人男性の同性愛者だったため、はじめは男性同性愛者に特有の病気とか、白人の病気と誤解されていました。

しかし、ＨＩＶ感染は肌の色の違いを超え、お金を持っている、持っていない、教育を受けている、受けていないに関係なく、同性愛・異性愛者であることも関係なく、蔓延し始めました。黒人社会でも出稼ぎに都市に出ていた男性が感染し、自分の村から出たことのない女性たちの間にも感染が拡大しました。さらに母親から子どもへと、世代を超えて感染が広がり、あっという間に、ＨＩＶ感染症が世界中に拡大してしまったのです。

＊静脈注射常習者：注射針や針を使って麻薬、覚醒剤を静注する人たち。世界のＨＩＶ感染者の1割を占める。

＊血友病患者：血液凝固因子の欠損ないし活性低下による遺伝性血液凝固異常症を患っている人を指す。日本ではＨＩＶが混入していた非加熱製剤の利用により血友病患者がＨＩＶに感染した「薬害エイズ事件」がよく取り上げられている。

＊ニューモシスチス肺炎：かつてカリニ肺炎と呼ばれており、エイズ特有の合併症で、先進国でもっとも頻度が高い日和見感染症。ＨＩＶ感染者が自分の感染を知らずに生活していると、この肺炎によってエイズを発症することが多く、無治療だと１００％の死に至る。ちなみに途上国でもっとも多い日和見感染症は結核。

＊カポジ肉腫：皮膚および口内や消化管に発生する肉腫。とくに消化官に発生した場合は、下痢や出血を引き起こす。

第3章
南アフリカに
ＨＩＶ感染者が多いのは、なぜ？

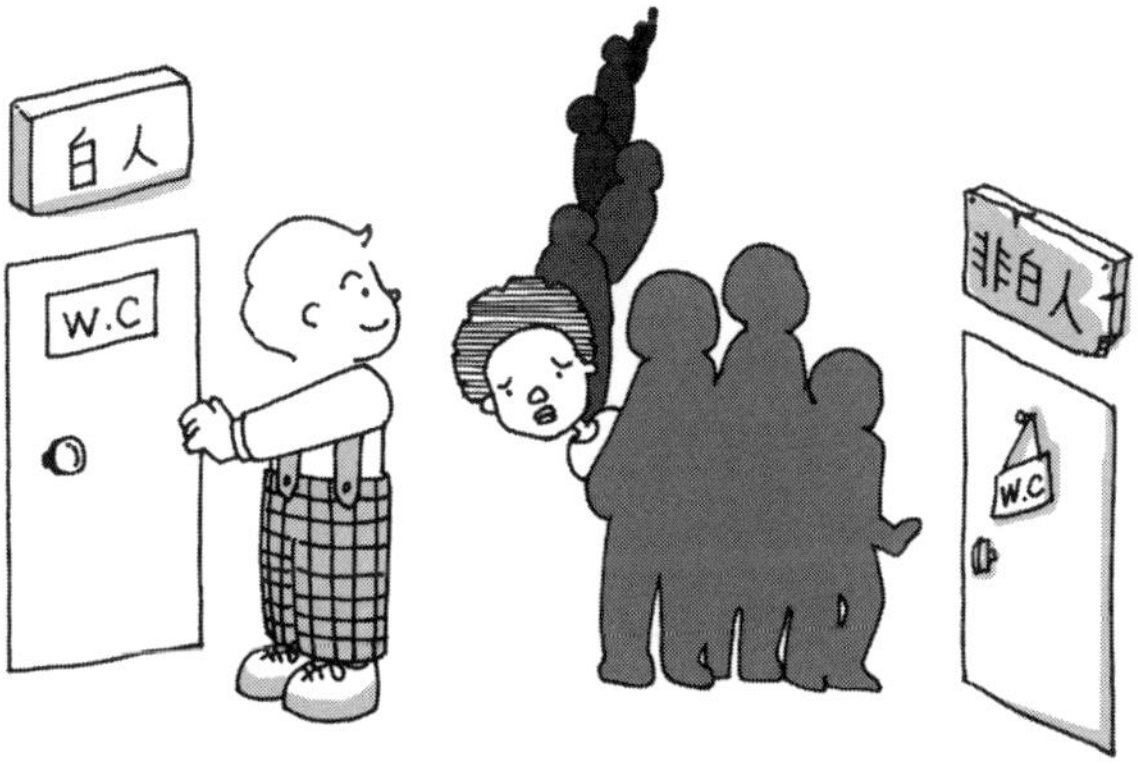

南アフリカ共和国という国

「アフリカ」と聞いてどんなことを思い浮かべるでしょうか？　豊かな自然、野生動物、ドラム音楽、ゴスペル、サッカー……、もしくは、紛争や貧困、エイズなどかもしれません。

アフリカには国の数だけでも54カ国もあり、広大な大地には多種多様な900もの民族が暮らしています。

アフリカの最南端に位置する南アフリカ共和国は、西は大西洋、東はインド洋に面していて、古くから海上輸送の重要な地点とされてきました。日本の3倍もある広大な国土は、高原、低高原、サバンナ*、砂漠、半砂漠、森林、平野など非常に変化に飛んだ自然に恵まれています。

野生の王国として有名なクルーガー国立公園では、野生動物ビック5といわれるライオン、象、バッファロー、ヒョウ、クロサイが見られます。また、ネルソン・マンデラ*が収容されていたロベン島*を含め、8つの世界遺産*を有するとても自然豊かな美しい国です。南アフリカは、人が集まるところ

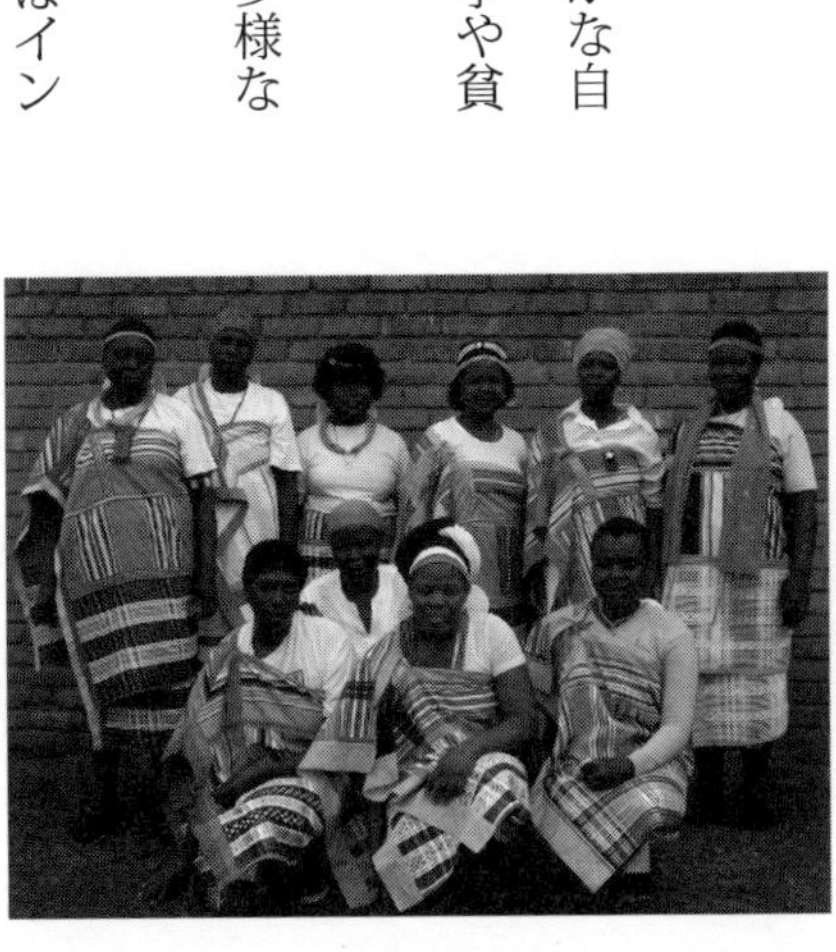

カラフルなベンダの衣装を身にまとったリンポポの女性たち

＊サバンナ：熱帯高原地帯。

＊ネルソン・マンデラ：1918年生れ。反アパルトヘイトの闘士。弁護士。第9代大統領。ノーベル平和賞受賞者。

＊ロベン島：マンデラが27年の獄中生活のうち、18年間を過ごした刑務所がある島。島全体がユネスコの世界遺産に登録されている。

には、いつも歌と踊りがある、そんな素敵な国なのです。

また、１９９７年に発効された南アフリカの新憲法は、「だれでも生きる権利がある」こと、「だれでも保健医療にアクセスできる権利がある」ことが明言され、人間の尊厳や人権が重視された世界一リベラルな憲法とされています。日本国憲法にも盛り込まれていない「子どもの生きる権利」が明記されています。

経済成長が著しい南アフリカ

南アフリカでは、19世紀後半に、ダイヤモンドや金が発見され、それ以降、工業を中心に経済は発展してきました。もともと金やプラチナなどの鉱山資源が豊富な南アフリカは、プラチナにおいては世界シェアの75%を占めるほどです。近年は、第一次産業のみならず、金融・サービスなどの第三次産業も著しく成長しており、とくに半導体などに使われる現代生活に欠かせない希少金属のレアメタルに今後の発展の期待が寄せられています。

１９９６年以降、金融政策・貿易の自由化、財政の健全化、諸規制の撤廃

＊8つの世界遺産：①グレーター・セントルシア湿地公園、②スタークフォンテン／スウートクランズ／クロムドライおよび周辺地域の人類化石遺跡群、③ロベン島、④ウクハランバ／ドラケンズバーグ自然公園、⑤マプングブエの文化的景観、⑥ケープ植物区系地方の保護地区群、⑦フレデフォート・ドーム、⑧リヒタースフェルトの文化的・植物的景観

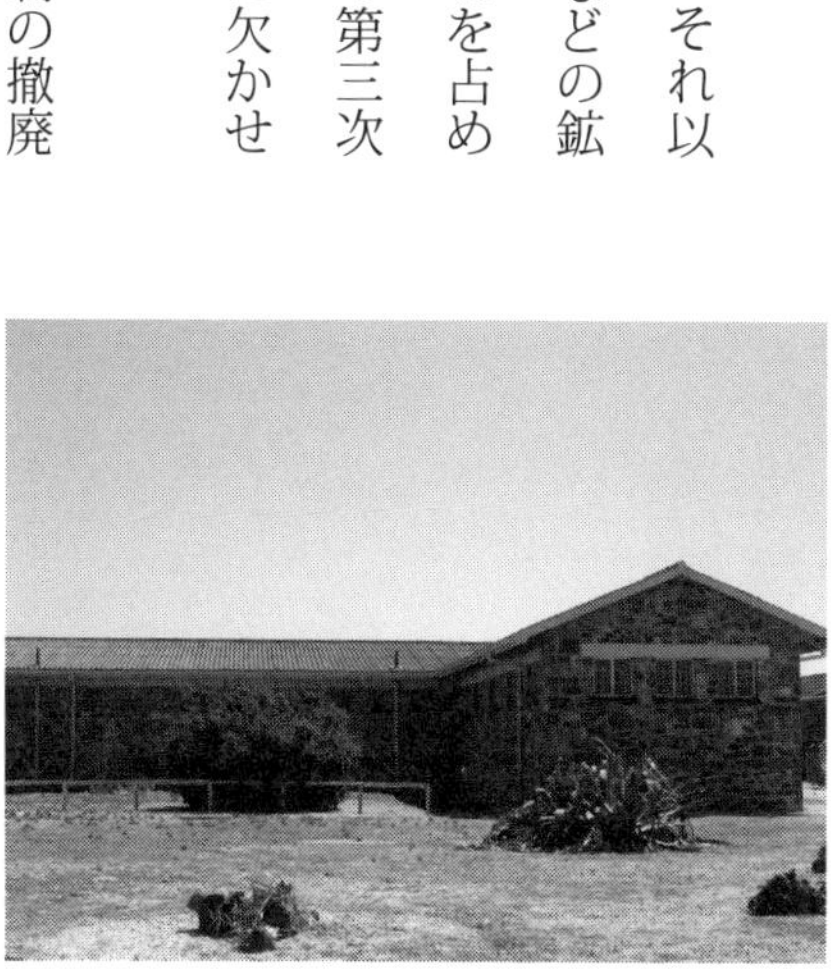

ネルソン・マンデラが収容されていたロベン島の刑務所

を掲げたマクロ経済*戦略が策定されてから、自由化による経済成長路線を歩んできました。

一国の経済規模が1年間にどれだけ増加したかを示す割合である経済成長率を見ても、南アフリカは毎年3〜5%の成長を維持している国で、アフリカ大陸のなかでも、とくに急成長を遂げている国の1つです。

近年では、ブラジル、ロシア、インド、中国などの経済成長が著しい国々の頭文字を取って「BRICs」と呼ばれており、最後の小さな「s」は南アフリカを指すともいわれています。2010年には、アフリカ大陸で初めてのサッカー・ワールドカップが開催され、その経済効果は4700億円ともいわれています。国内外からのサッカー・ファンの集客を期待し、急ピッチでインフラが整備されてきました。

2001年に、当時のムベキ大統領*によって、国際社会の援助に従属するのではなく、アフリカ諸国の自主的な責任において、アフリカにおける貧困撲滅、持続可能な成長と開発、世界経済への統合を目指す「アフリカ開発のための新パートナーシップ」（NEPAD）が提唱され、それ以来、南アフリカはアフリカ諸国リーダーシップを取ってきています。南アフリカは、21

＊マクロ経済：所得、雇用、物価、消費、投資など経済を1つの国全体で見ること。政府・企業・家計の経済の三態で、経済全体を総体的に見ること。

南アフリカ共和国の経済成長率

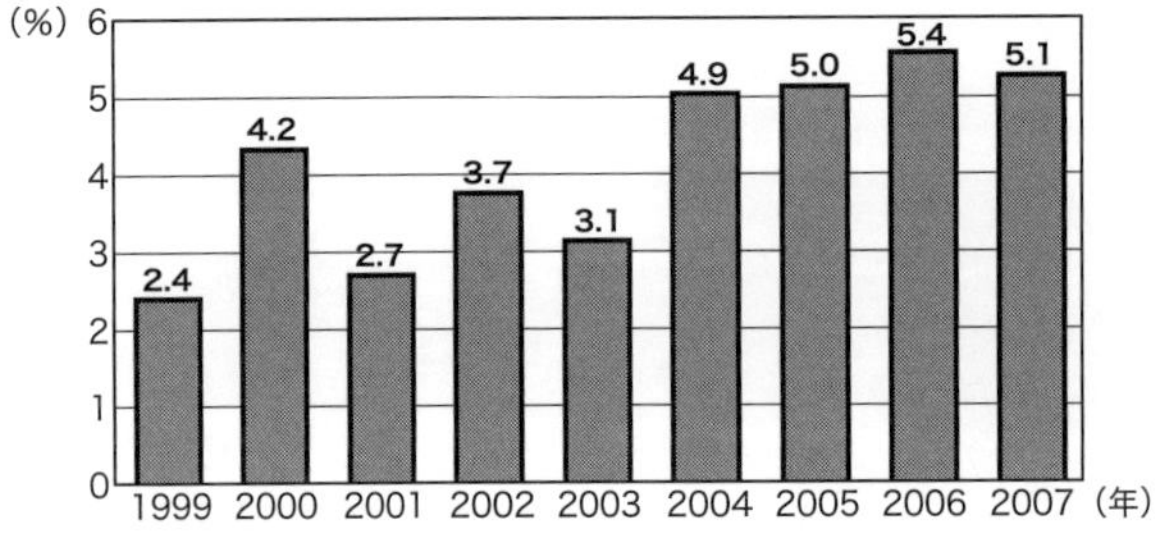

出典：南アフリカ統計局

世紀のアフリカの発展の鍵を握る重要な国なのです。

悪しきアパルトヘイト

１６５２年、オランダ東インド会社の商人が上陸し、オランダ人の入植が開始されました。その1世紀後、１７９５年イギリスがオランダからケープの植民地支配権を奪いました。その後、１８９９年に、イギリス人とオランダ系ボーア人（アフリカーナー）による「ボーア戦争」が引き起こされ、イギリスが勝利しました。そして１９１０年にイギリス人とアフリカーナーの連合国家として南アフリカ連邦が誕生するという歴史を歩んできました。

今ではよく知られているように、南アフリカ共和国では、１９４８年以来、国家の基本方針として「アパルトヘイト政策」が定められていました。この政策は、表向きは、言語・風習の異なる種族はそれぞれの地域で固有の文化を大切にしながらそれぞれが独自に発展すべきであるという「固有の文化の尊重」をうたっていましたが、実際は非白人を徹底的に差別し、白人優位の社会を作るための政策でした。

＊ムベキ大統領：反アパルトヘイト運動の活動家。１９９４年におこなわれた初の総選挙で副大統領に任命され、１９９９年6月にはネルソン・マンデラ氏の後任として大統領に就任。２００８年9月、与党アフリカ民族会議からの辞任要求をうけ2期目の任期を7カ月残し辞任。

＊NEPAD：The New Partnership for Africa's Development

南アフリカ共和国の商業都市、ヨハネスブルグ

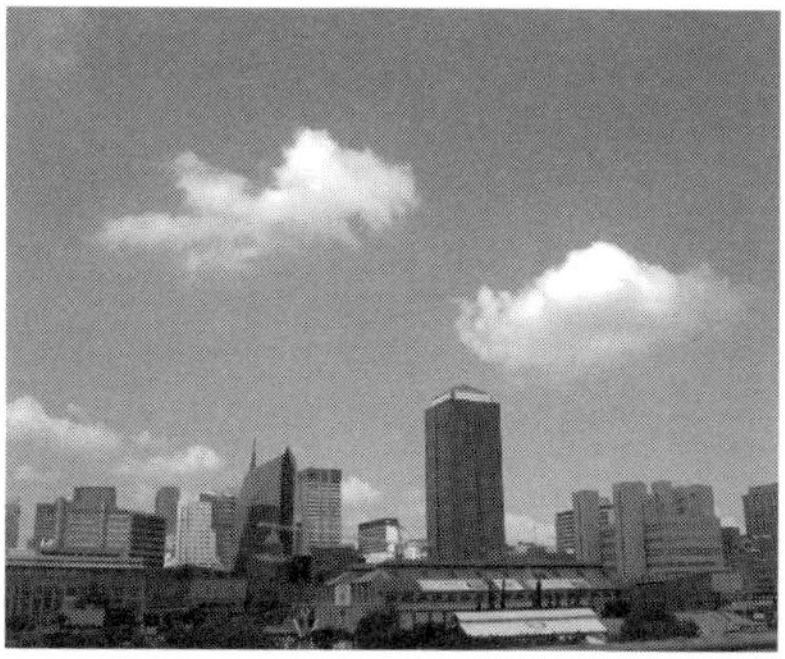

「アパルトヘイト」とは、オランダ系移民*を中心としたアフリカーナー人たちの言語であるアフリカーンス語*で「分離、隔離」という意味を持つ言葉です。南アフリカでは、4つの人種（白人、カラード、アジア人、黒人）に分けられ、人口の15％に満たない白人が残りの85％の非白人*に対し、徹底した差別をおこなうという政策が43年間*も続いていたのです。

たとえば、「原住民土地法」「集団地域法*」「バントゥー自治促進法*」によって、わずか13％の不毛の土地を黒人用居住区とし、そこに10のホームランド*という「国」を作り、黒人たちをそこの「国民」にするという政策が実施されました。つまり、黒人を他国の国民として扱うことで南アフリカ共和国の市民権や参政権を奪い、経済的に白人に頼らざるを得ない外国の出稼ぎ労働者にしようというのがねらいでした。しかし、そこは農作物を作ったりすることもできないような土地でしたので、ねらい通り、仕事もない黒人たちは、肥沃な白人たちの住む土地に仕事を求めざるを得ませんでした。

また、「パス法*」という、18歳以上の黒人を中心とした非白人に身分証明書（ドン・パス）の携帯を義務付けました。黒人たちは自分たちの国でありながら、国内での移動を規制され、南アフリカの国民としての権利はほとん

＊オランダ系移民：アフリカーナー。17世紀以降、南アに入植したオランダ系白人の子孫。

＊アフリカーンス語：オランダ系移民のアフリカーナーたちが話していたオランダ語に土着のアフリカン言語等が融合した言葉で、1925年に英語と並ぶ公用語になる。

＊非白人：カラード＝白人と、サニ人やコイコイ人など先住民族のあいだに生まれた混血の人たちとその子孫や、マレー半島から連れてこられた人たちとの混血も含まれる。アジア人＝インド系・マレー系住民を中心としたアジア人。黒人＝アフリカ人。

＊43年間のアパルトヘイト政策：1948年から1991年まで。

＊ホームランド：黒人に与えられたもっとも開発されていない、農耕にも牧畜にも適していないわずか13％の土地を示す。種族ごとに10の地域に分けられていた。

＊集団地域法：人種別に居住地域を定める法律。

ど享受することが許されませんでした。

今から25年ほど前、１９８０年代半ばに中学生だったドゥドゥという女性は、当時を振り返ってこんなことを話してくれました。

「白人の子どもたちが学校教育を受けているとき、私たちの黒人の通う学校には、突然軍人がやってきて理由もなく殴られたり、蹴られたりした。黒人の子どもたちが学校教育を受けることを妨害しに来てたの……」

事実、教育予算を見ても黒人は白人の5分の1しか配分されませんでした。

アパルトヘイトにまつわる法律はほかにもたくさんあります。たとえば「隔離施設留保法」では、ホテルや電車、公衆トイレにいたる公共施設が「白人専用」と「非白人専用」に分けられていました。また、「雑婚禁止法」によって、人種の違う男女が結婚することが禁止され、さらに「背徳法」では異人種間の恋愛が罰せられていました。このように、黒人たちを中心に非白人の人権は完全に無視され、白人優位の国ができ上っていたのです。

しかし、１９８０年代後半に入ると国際世論のアパルトヘイト政策に対する非難が高まり、欧米諸国は南アフリカ共和国に対する経済制裁*を強めていきました。そのとき、日本政府と経済関係者はどのような姿勢をとっていた

＊バントゥー自治促進法：別名・バントゥースタン政策。種族別に10のホームランドに居住させ、それぞれに自治権を与えて、独立国としようとする政策。

＊パス法：身分証には氏名、写真、指紋、雇用主の氏名・連絡先が掲載され、雇用主は南アフリカ国民で事実上白人に限定されていた。身分証の発行は当局によって管理され、不携帯や身分証の内容が当局の管理内容と異なるばあい、逮捕されることもあった。

のでしょうか？　経済大国であった日本は人権差別などどこ吹く風と、南アフリカ政府と世界一親密な経済的関係を築いていました。そのおかげで「白人」ではありませんが、「名誉白人*」であるという訳のわからない称号を授かって、南アフリカ政府関係者との友好を深めていました。この日本政府と財界の姿勢が、国連から非難をされたことは言うまでもありません。

初の黒人大統領、ネルソン・マンデラの誕生

アパルトヘイト時代、若くて精悍な弁護士であったマンデラは、「アフリカ民族会議」の青年同盟のリーダーとして、反アパルトヘイト運動に取り組んでいました。しかし、１９６２年、国家反逆罪で逮捕され、64年、離れ孤島のロベン島に終身刑のため収監されました。自由に身になったのは、それから27年後の、１９９０年でした。

１９９０年2月2日、当時の南アフリカ共和国のデクラーク大統領が、議会で演説をおこない、ネルソン・マンデラの釈放を宣言し、南アフリカ共和国はアパルトヘイトの完全撤廃に向けて大きな一歩を踏み出したのです。

アパルトヘイト時代の南アフリカ共和国
人種別人口構成比と教育予算費の比較

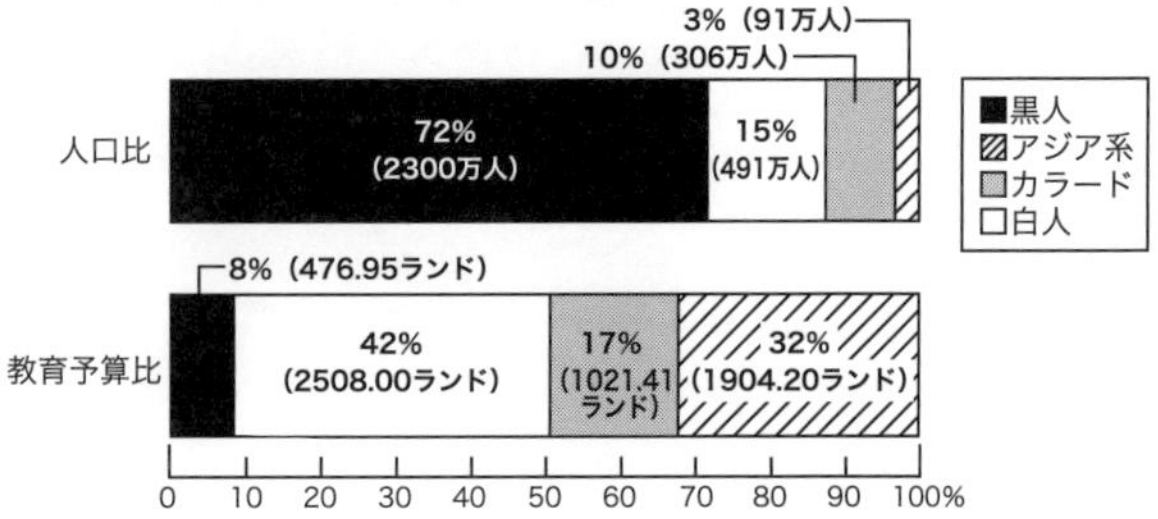
3%（91万人）
10%（306万人）
人口比
72%
(2300万人)
15%
(491万人)
黒人
アジア系
カラード
白人
8%（476.95ランド）
教育予算比
42%
(2508.00ランド)
17%
(1021.41ランド)
32%
(1904.20ランド)
0
10
20
30
40
50
60
70
80
90
100%

国連広報センター統計（1987）および南アフリカ共和国政府予算（1987／88）を基に筆者作成

＊経済制裁：国家間や団体に対して経済交流、例えば貿易、送金、経済援助などを停止する外交上の手段。

＊名誉白人：日本人は人種的にはアジア人であるが、居住区や施設では白人と同じ待遇を与えられた。

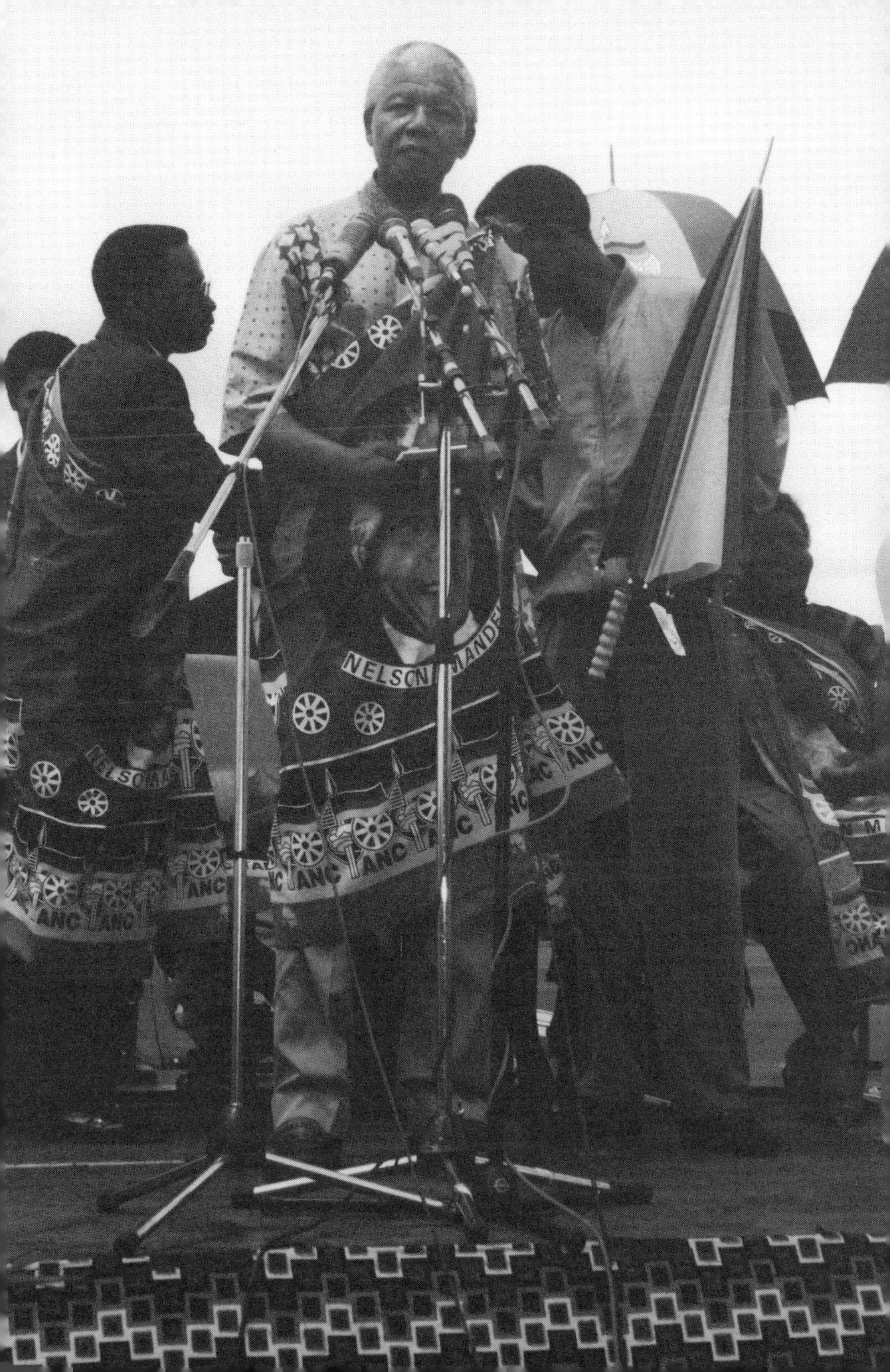
NELSON MANDE
ANC ANC
ANC ANC

1991年、国際的世論に抗しきれず、当時のデクラーク大統領によって、「人口登録法」や「集団地域法」「土地法」などの法律が撤廃されました。

マンデラ氏は、釈放後は、「アフリカ民族会議*」の副議長に就任し、当時のデクラーク大統領とアパルトヘイト撤廃を実現し、1993年にはノーベル平和賞を受賞しています。大統領になったマンデラ氏は、大統領就任演説でさまざまな民族・人種が互いに尊重しあう、まるで七色の虹が輝くような「虹の国」を作ろう、と国民に呼びかけ、南アフリカは大きな第一歩を踏み出しました。

1994年、初の全人種参加による総選挙がおこなわれ、〝人権の闘士〟ネルソン・マンデラを代表とする「アフリカ民族会議」が勝利して、政権を獲得しました。国連、国際社会などから「人類に対する犯罪」とまで言われたアパルトヘイト政策は、ようやく撤廃されたのです。

国は金持ちだけど、人びとは貧しい

初の黒人大統領となったマンデラは、民族和解・協調政策とともに、アパ

41ページの写真はヨハネスブルグ郊外のオレンジファーム地区で初めての選挙に向けて市民に語りかけるマンデラ氏（提供：津山直子）

＊アフリカ民族会議： 通称ＡＮＣ（The African National Congress）。1912年に創設された南アフリカ最初の黒人解放運動体。ネルソン・マンデラが代表を務めていた。1994年以降の政権与党。

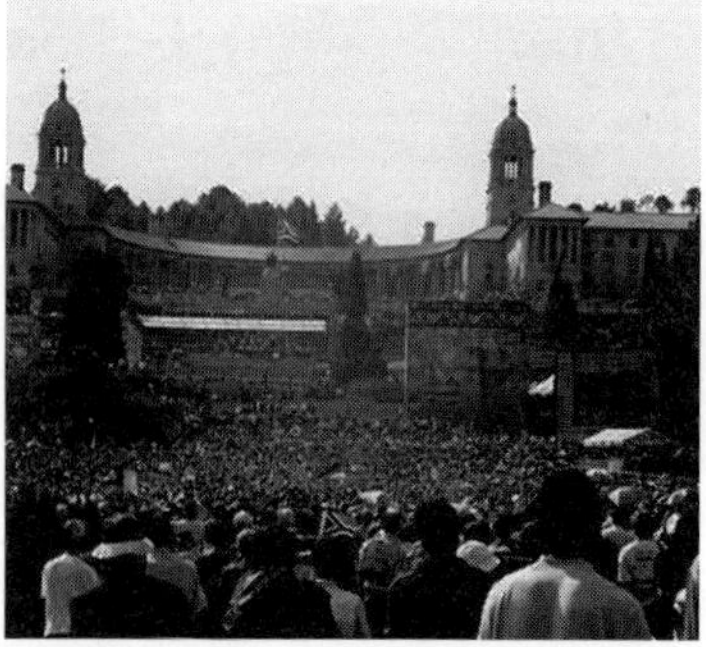

1994年、プレトリアでおこなわれたマンデラ大統領就任式には15万人ともいわれる一般市民が集まり祝福した（提供：津山直子）

ルトヘイト政権下で生じた人種間の社会的・経済的格差を是正するための４つの対策を提唱しました。

①基本的な生活水準の達成
②人材の開発
③経済発展
④国家・社会の民主化

この４本の柱からなる「復興開発計画」を策定し、１９９４年以降、さまざまな取り組みがされてきており、アパルトヘイト時代はマイナス成長を続けていた経済成長率も、安定したプラスの成長率を見せています。しかし、残念ながら、アパルトヘイトが撤廃されて15年以上たった今でも、依然として人種間格差が解消されたとはいえません。

世界銀行の報告*によると、南アフリカでは人口の13％が先進国並みの生活を享受していますが、失業率は23・６％にも及び50％は開発途上国並みの生活をしているとされています。これを端的にあらわしているのが、１人当たりの国内総生産（ＧＤＰ）*と人間開発指数（ＨＤＩ）*との大きな開きです。

国内総生産を見ると、資源が豊富な南アフリカは、世界１８１カ国中32位で

＊世界銀行ホームページ：
http://www.worldbank.org/

＊国内総生産（GDP）：国全体の経済がどのくらいの規模か、規模の変化を知る手掛かりになる数字。

＊人間開発指数（HDI）：基本的な人間の能力を測る指数。人間が生きていくための基盤になる「健康」「知識」「生活水準」の3つの側面の達成度を複合的に検討した指数で、具体的には、平均寿命、教育水準（成人識字率と就学率）、国民所得のデータから算出する。

すが（国際通貨基金・2010）、人間開発指数では、129位まで落ち込みます（国連開発計画・2009）。

現在、南アフリカは国の経済だけを見ると金持ちに見えますが、実際は、「非白人」の国民の半数が開発途上国並みの生活を強いられ、そのうちの4分の1は水や電気がない生活をしているという極端な「格差社会」なのです。

黒人の子どもたちが、「白人になりたい。だって、白人だったら、いろんないい仕事をもらえるから」と答えるのを聞くと、まだまだ、アパルトヘイトの負の遺産が残っていることを痛感します。

HIV感染者の6人に1人が南アフリカ人

1990年代以降、南アフリカの貧しい人びとにさらに追い討ちをかけているのが、エイズのまん延です。「国連合同エイズ計画」*は、2008年末時点で世界で3340万人がHIVに感染しており、この年に新たに270万人が感染し、200万人がエイズで死亡した推定されています。

3340万人のうち、2240万人がサハラ以南のアフリカに住んでいる

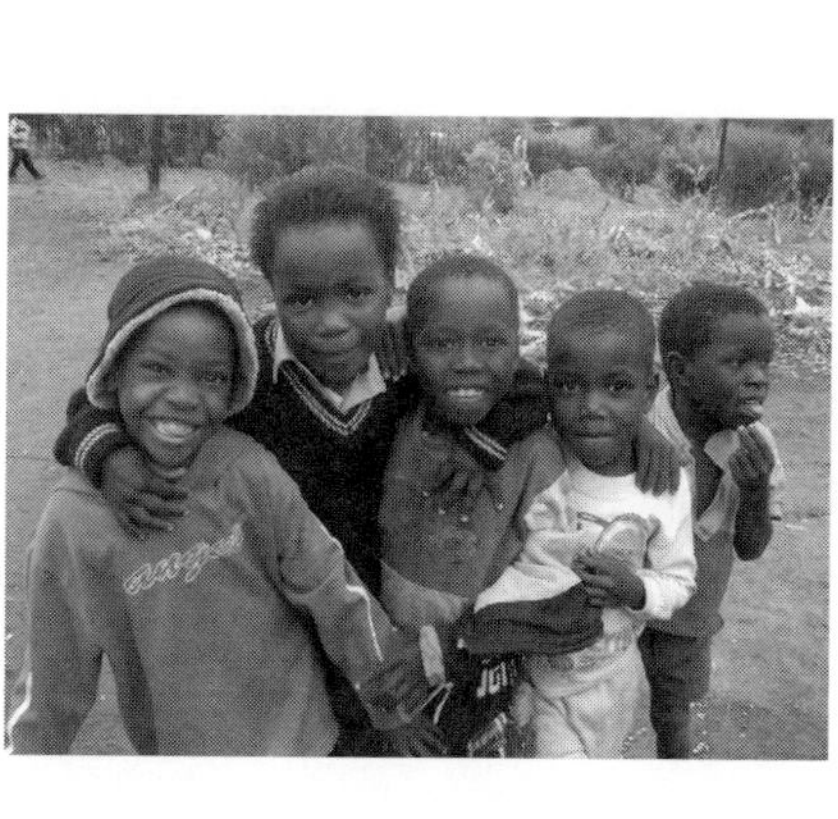

南アフリカ共和国・リンポポ州の村に住む子どもたち

＊国連合同エイズ計画：UNAIDS（United Nations　10の国連機関と世界銀行が共同スポンサーとして参画している機関

のです。つまりサハラ以南のアフリカの人口は、全世界の人口の10％に満たないにもかかわらず全世界のＨＩＶ感染者の67％を占めているのです。

２００７年末時点で、４８５０万人の人口を抱える南アフリカには、５７０万人のＨＩＶ感染者（人口の12％）がいると推定され、一国における感染者の数としては世界一とされています。そして、全世界のＨＩＶ感染者の６人に１人は南アフリカ人なのです。

１９９７年から２００２年の間には、15歳以上の死亡者数が約６割も増しており、１９９０年には63歳だった出生時の平均余命*が、今では51歳まで低下しています。これはまぎれもなくエイズの影響で、20代後半から30代前半の死亡が激増して、平均余命が大きく低下しています。

エイズは個人の命を奪うだけではなく、社会・経済に非常に大きな打撃を与える病気です。夫婦間で感染する可能性が高く、母親から母子感染して赤ちゃんが産まれながらにしてＨＩＶ感染し、家族が崩壊してしまうばかりでなく、国全体から労働力を奪ってしまうのです。家族から働き手がいなくなることで、遺された子どもたちは、親族に

＊出生時の平均余命：出生時にあと何年生きられるかという期待値

南アフリカの平均余命の変化（1990～2006年）

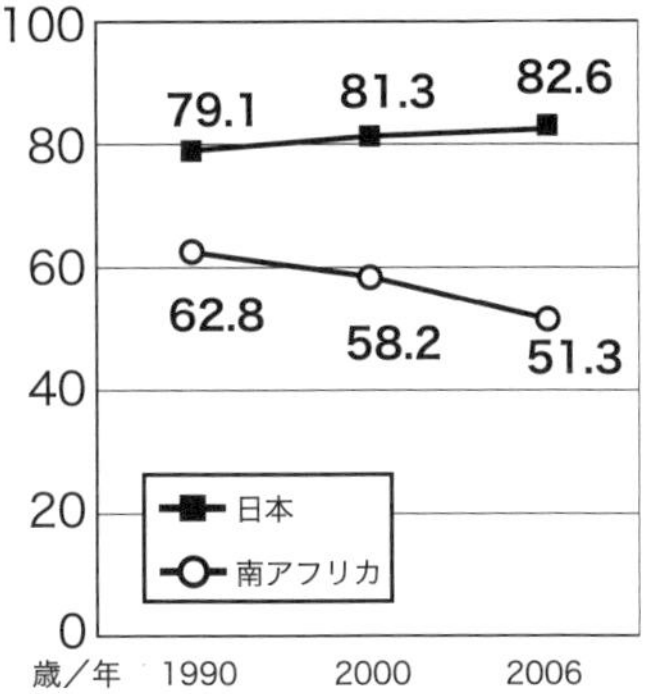
100
80
60
40
20
0
79.1
81.3
82.6
62.8
58.2
51.3
日本
南アフリカ
歳／年
1990
2000
2006

世界保健機構のデータを基に筆者が作成

預けられたり、心理的にトラウマを抱えながら路頭に迷うことになり、その負の影響は親族、村全体、社会全体に及びます。

なぜ感染が拡大してしまったのか?

エイズは予防可能な病気であるにもかかわらず、なぜ南アフリカではこのように感染が拡大してしまったのでしょうか?

その背景にはアパルトヘイトによって生み出された人種差別に基づく社会基盤や経済システム、そして政府によるエイズ対策の遅れ、エイズ治療薬の普及の遅れが大きく影響しているのです。

1つ目には、アパルトヘイト時代の政権は、白人と黒人をさまざまな場面で差別していました。たとえば、白人世帯には子どもの数が増えるように税金を優遇したりするのに対して、黒人は数が増えないように避妊を勧めていたという背景がありました。そのため、1990年代初頭は世界的にHIVの感染を予防するためにコンドーム使用が促進されていたにもかかわらず、ちょうど政権が白人から黒人に交代する時期にあった南アフリカでは、多くの黒人たちはＨＩＶ感染の予防ではなく、黒人が増えないようにするための人口抑制政策ではないかと受け取ってしまったのです。

２つ目には、国の約８割を占める黒人たちは不毛の土地であるホームランドに押し込められてしまったことにより、特に経済的に貧しい男性たちは家族を養うために白人の住む大都市や白人が経営するプランテーション（大農場）、鉱山などに出稼ぎに行かざるを得ない状況にありました。また、食べていくお金を稼ぐために自分の「性」を売らなければいけない女性もたくさんいました。一夫多妻制が認められていることもあり、２年に１度しか妻の元に帰ることができない男性が出稼ぎ先で複数のパートナーと性的な関係を持つなかで、男性がＨＩＶに感染し、しまいには田舎で暮らす妻にも感染を拡大してしまうということが起きてしまったのです。

そして３つ目に、政府によるエイズ対策が大きな遅れと、エイズ治療薬が普及しなかったために、南アフリカでの感染拡大および多くの人々の大切ないのちを失ってしまったのです。エイズ治療薬が普及しなかった理由については、第６章で紹介したいと思います。

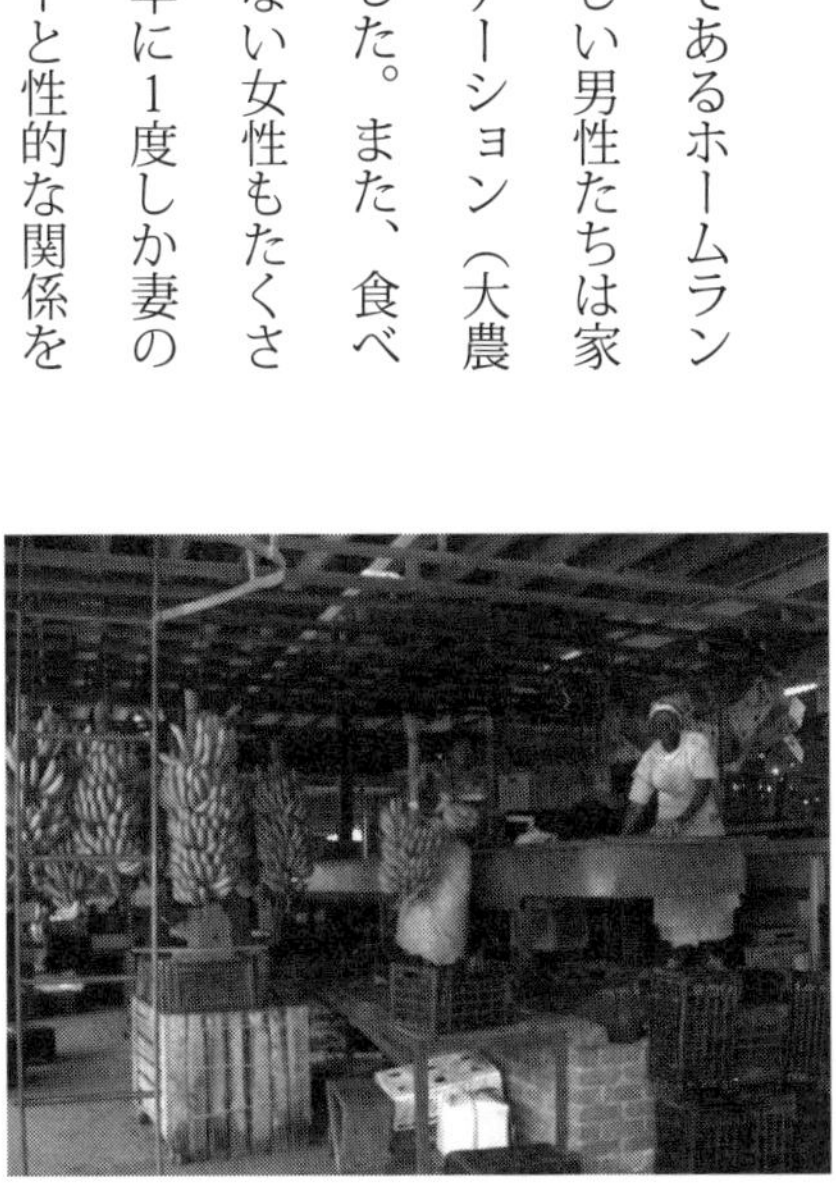

白人が経営するバナナプランテーションの工場で働く女性

■南アフリカ共和国のアパルトヘイトから現在まで

1948年	国民党政権誕生。アパルトヘイト政策を推進
1960年	シャープビル虐殺事件（黒人のデモに警官が発砲し死者69人）
1962年	ネルソン・マンデラ、国家反逆罪で逮捕
1964年	ネルソン・マンデラ、終身刑でロベン島に投獄される
1976年	ソウェト蜂起（中高生のデモに警官が発砲し、死者数百人）
1982年	南アフリカ共和国で初のエイズによる死が確認された（2ケース）
1989年	デクラーク大統領就任、宥和政策を推進
1990年	2月11日、ネルソン・マンデラが27年ぶりに釈放される。マンデラ「アフリカ民族会議」の副議長就任
1991年	デクラーク大統領、アパルトヘイト関連法を完全撤廃
1993年	デクラークとネルソン・マンデラがノーベル平和賞受賞
1994年	初の全人種参加による総選挙。ネルソン・マンデラ大統領誕生
1995年	復興開発計画発表
1996年	金融政策・貿易の自由化、財政の健全化、諸規制の撤廃を掲げたマクロ経済戦略がスタート、新憲法採択
1997年	2月、新憲法発効
1998年	12月、「治療行動キャンペーン」（ＴＡＣ）創立
1999年	第2回総選挙。ターボ・ムベキ大統領就任
2000年	ムベキ大統領、ＨＩＶはエイズの原因ではないと異議を唱え始める（エイズ否認主義）。第13回国際エイズ会議がダーバンで開催
2001年	3月、南ア政府「薬の特許裁判法」裁判に勝訴。「薬事法」改正。ムベキ大統領「アフリカ開発のための新パートナーシップ」（NEPAD）を提唱
2004年	第3回総選挙。第2次ムベキ政権
2008年	「エイズ否認主義」を唱え続けたターボ・ムベキ大統領辞任
2009年	第4回総選挙。ジェイコブ・ズマ大統領就任。「エイズ否認主義」から脱却
2010年	アフリカ大陸で初めてのサッカー・ワールドカップ開催

第4章
アフリカにひろがる貧しさ

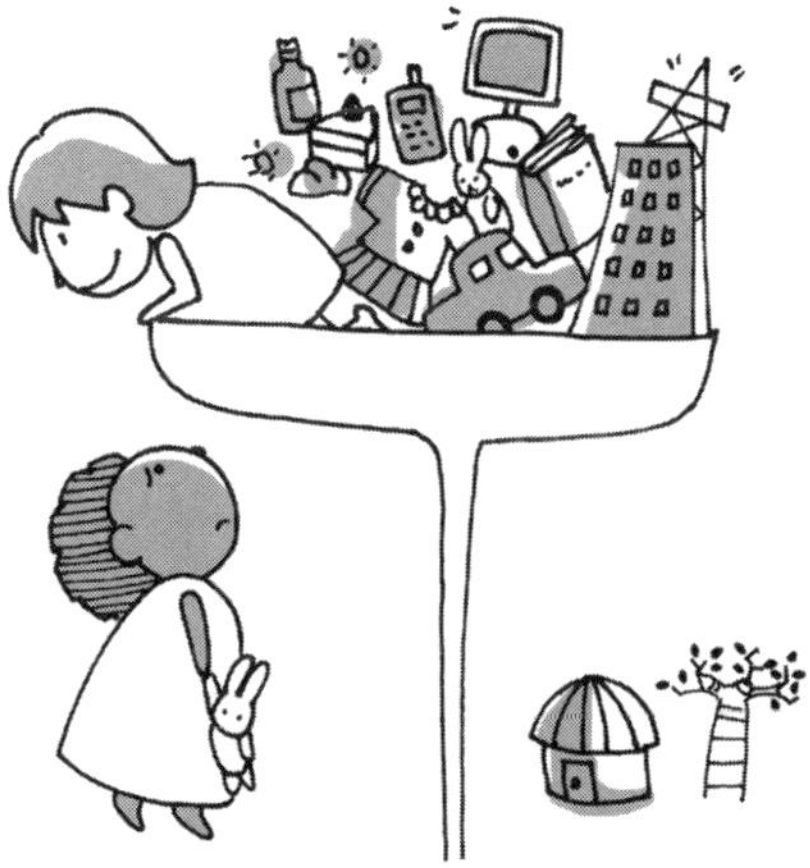

プリビリッジはなぜ死んだの？

第1章で紹介した、12歳で死んだプリビリッジのことを思い出してください。

プリビリッジは母子感染で、ＨＩＶに感染していました。そのため免疫力が低下してしまっていたところに結核菌に感染してしまいました。エイズの「日和見感染症」の1つである結核は、きちんと治療を受ければ完治できる病気です。世話になっていたおばさんの家では栄養のある食事を十分にとることができず、結核の治療を継続することができませんでした。

しかし、もし彼に十分な食事が手に入っていたら……、その前に、もしお父さんとお母さんがもっと早くにＨＩＶ抗体検査を受けていたら……そして、エイズ治療薬を手にすることができていたならば……、もしかしたら彼はまだお父さん、お母さんと仲良く一緒に暮らしていたかもしれません。

残念ながら、そのころは南アフリカの村人にとってはエイズ治療薬は手の届かないものだったのです。

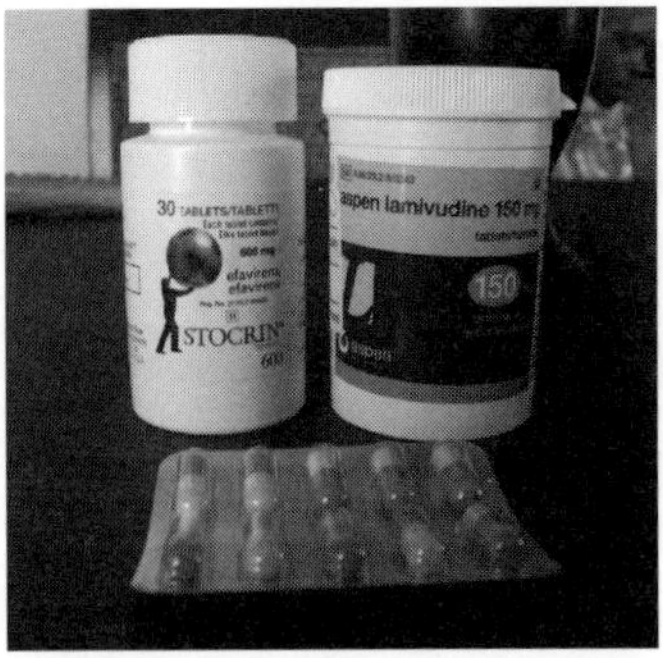

2005年当時ようやくリンポポ州で手に入るようになったエイズ治療薬

国際的なとり決めで南アフリカ政府がエイズ治療薬のジェネリック薬品＊を製造することが禁じられていたので、高価なエイズ治療薬の導入ができなかったのです（90ページ参照）。プリビリッジの死の背景には、彼を取り巻く社会のさまざまな問題、たとえば高い失業率、アパルトヘイトの負の遺産、保健医療政策の遅れ、教育の不平等、社会福祉・生活保障制度の不備、人のいのちよりも先進国の利益優先の国際基準化など、グローバリゼーションの一端が見えてきます。

グローバリゼーションってなに？

１９９０年代半ばころから、私たちは「グローバリゼーション」という言葉をよく耳にするようになりました。今や、私たちは飛行機で行きたいところに簡単に飛んでいくことができます。海外に住んでいる人とも、時差に関係なくメールでコミュニケーションをとったりすることもできます。

世界で起こっているさまざまな出来事についてもリアルタイムで見ることもでき、コンピュータさえあれば、行ったことがない国にも旅することだっ

＊ジェネリック薬品：後発医薬品と訳される。成分そのものやその製造方法を対象とする特許権が終了または除外された医薬品に対して、特許権者ではない医薬品製造メーカーがおなじ主成分を含んだ医薬品を製造したばあい、もとになった新薬を先発医薬品、後者を後発医薬品と呼ぶ。先発医薬品の2〜8割の価格が設定されていることが多い。

てできてしまいます。

自分の周りを見渡してみましょう。着ている洋服、毎日の食材、私たちの周りには、中国やタイ、ベトナム、インドなどの国々で生産されたものであふれています。

このように、グローバリゼーションは私たちの生活に大きな恩恵を与えてもくれましたが、その一方で負の影響を受けています。

２００８年９月に起きた「リーマン・ショック」*を思い出してください。アメリカの投資銀行リーマン・ブラザーズの破綻が、１００年に一度と言われる世界的な大不況を引き起こしました。国によっては、国そのものが破綻しかねない状況にまで追い込まれてしまった国もあります。世界の一部で起きた経済破綻が、地球の裏側にまで影響してしまったのです。

また、最近よく耳にする言葉に「地球温暖化」があります。南部アフリカのレソトという小さな王国では、地球温暖化による気候変動で、２００７年には気温が高くなり、一方で降雨量が減ってしまったために、30年に一度と言われる大干ばつになりました。その影響は穀物の生産量が激減しただけではなく、価格も高騰してしまったために、国の人口の3分の1に当たる50万

＊リーマン・ショック：アメリカの証券会社リーマン・ブラザーズが低所得者向けの住宅ローン（サブプライムローン）を貸し出したが回収できなくなり破綻をしたことをきっかけに全米、さらに全世界にわたって拡大した金融危機のこと。

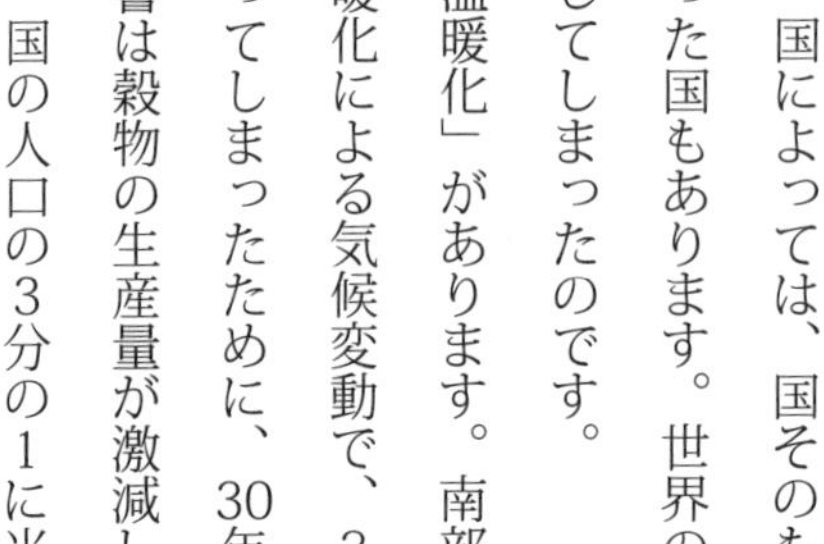

乾ききったのレソト山岳地域の小さな集落の風景（提供＝ケア・インターナショナル・ジャパン）

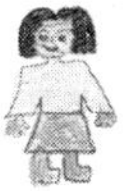

人の人びとが食料不足に陥ってしまったのです。

この干ばつの影響をもっとも受けたのは、貧困が集中しているサハラ以南のアフリカの人びと、そのなかでも社会的・経済的に脆弱な立場におかれている人たち、母子世帯、ＨＩＶ感染者、そして子どもたちでした。

このように、グローバリゼーションは経済だけでなく、環境なども含む人間の移動とその影響が地球規模にまで拡大してしまうのです。エイズも単なる病気ではなく、国境を越えた地球規模的な問題なのです。

拡大する世界の経済的格差

１９５０年から90年の40年間に、世界の人口は2倍に増えましたが、経済生産は4倍に増加しました。つまり、人類は1人当たりが2倍の経済生産物を享受できる状態を実現したのです。

しかし、現実には、低所得、栄養不良、不健康、教育の欠如など人間らしい生活からほど遠い状態が報告されています。絶対的貧困*は2倍に増加し、貧富の格差はさらに拡大しました。それでは、増えた経済生産は、いった

＊絶対的貧困：貧困を測定する指標。1日1ドル未満の所得で生活するという世界銀行の定義や、40歳未満死亡率、医療サービスや水へのアクセス率、5歳未満の低体重率、成人識字率などを組み合わせて測定される国連開発計画の定義などを指す。

い、どこへ行ってしまったのでしょうか？

下の図を見てください。国連開発計画（ＵＮＤＰ）の「英文・人間開発報告書１９９２年度版」で紹介された「シャンパングラス状の富の分配」と呼ばれている図で、１９８９年の世界の富の分配を表現しています。

20％の先進国の豊かな人びとが世界の人びとの総収入の82・７％をも所有している一方で、60％の開発途上国の貧しい人びとは世界の総収入のわずか６・６％しか所有していない不平等な富の分配を表しています。そしてこの格差は縮まるどころか、広がる一方です。

今日の世界を見てみると、約12億人が１日１ドル未満の所得で生活をしている、つまり５人に１人が「絶対的貧困」と言われています。

開発途上国で５歳になる前に亡くなる子どもの数は、１年間で１０４４万人にも上ります。つまり、１０００人子どもが生まれたとして、そのうちの87人は５歳になる前に死んでいる、というひどい健康状態で生活しています。この死亡率は先進国と比べると13倍も高く、「３秒に１人」ということになります。

サハラ以南のアフリカ諸国では状況はさらに厳しく、１０００人のうち

世界の富の配分の格差

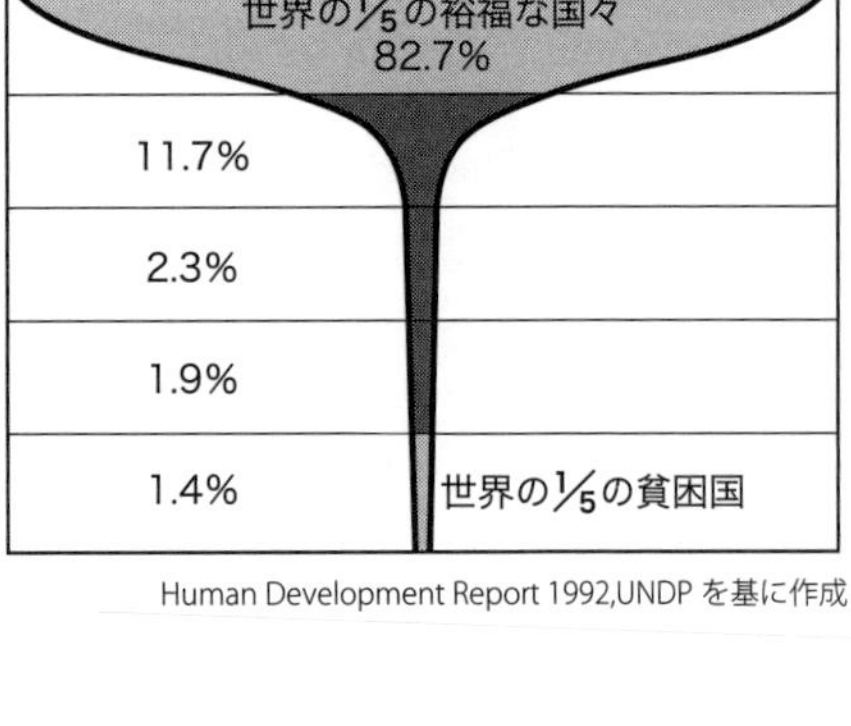
世界の1/5の裕福な国々
82.7%
11.7%
2.3%
1.9%
1.4%
世界の1/5の貧困国

Human Development Report 1992,UNDP を基に作成

175人が、5歳になるまでにいのちを落としています。そしてその多くが下痢やマラリア、結核などの予防可能な病気でいのちを落としています。

借金を負わされた開発途上国の国々

なぜ、世界の経済が発展してきているにもかかわらず、このような貧富の格差が拡大し続けたり、人びとの健康が脅かされているのでしょうか。少し政治経済の視点から振り返って見ましょう。

アフリカ諸国は1960年代の独立以降、金やダイヤモンドなどの一次産品輸出と外国からの援助や借款《しゃっかん》＊を頼りに工業化を目指して開発を進めてきました。当時、石油価格が急騰し急膨張したオイルマネーの投資先として、先進国はアフリカをターゲットとし、欧米の銀行は開発途上国の国々に対し、大規模開発の資金調達のために、多額の貸し付けを実行しました。下の図を見てください。これがアフリカ諸国が負っていた借金、「対外債務」なのです。

この「対外債務」は年々膨らんでいき、さらに、一次産品の交易条件の悪

＊借款：国際機関と国家間、あるいは異なる国家に属する政府あるいは公的機関間における長期間にわたる資金の融資。

アフリカ諸国の対外債務（1970-1995年）

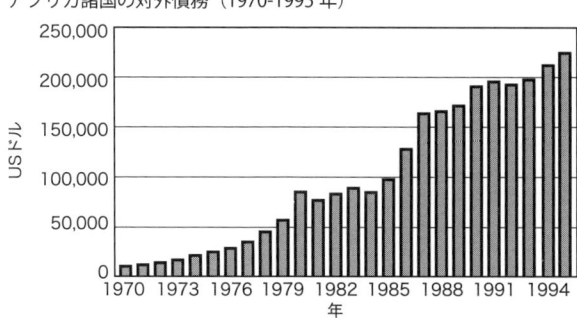

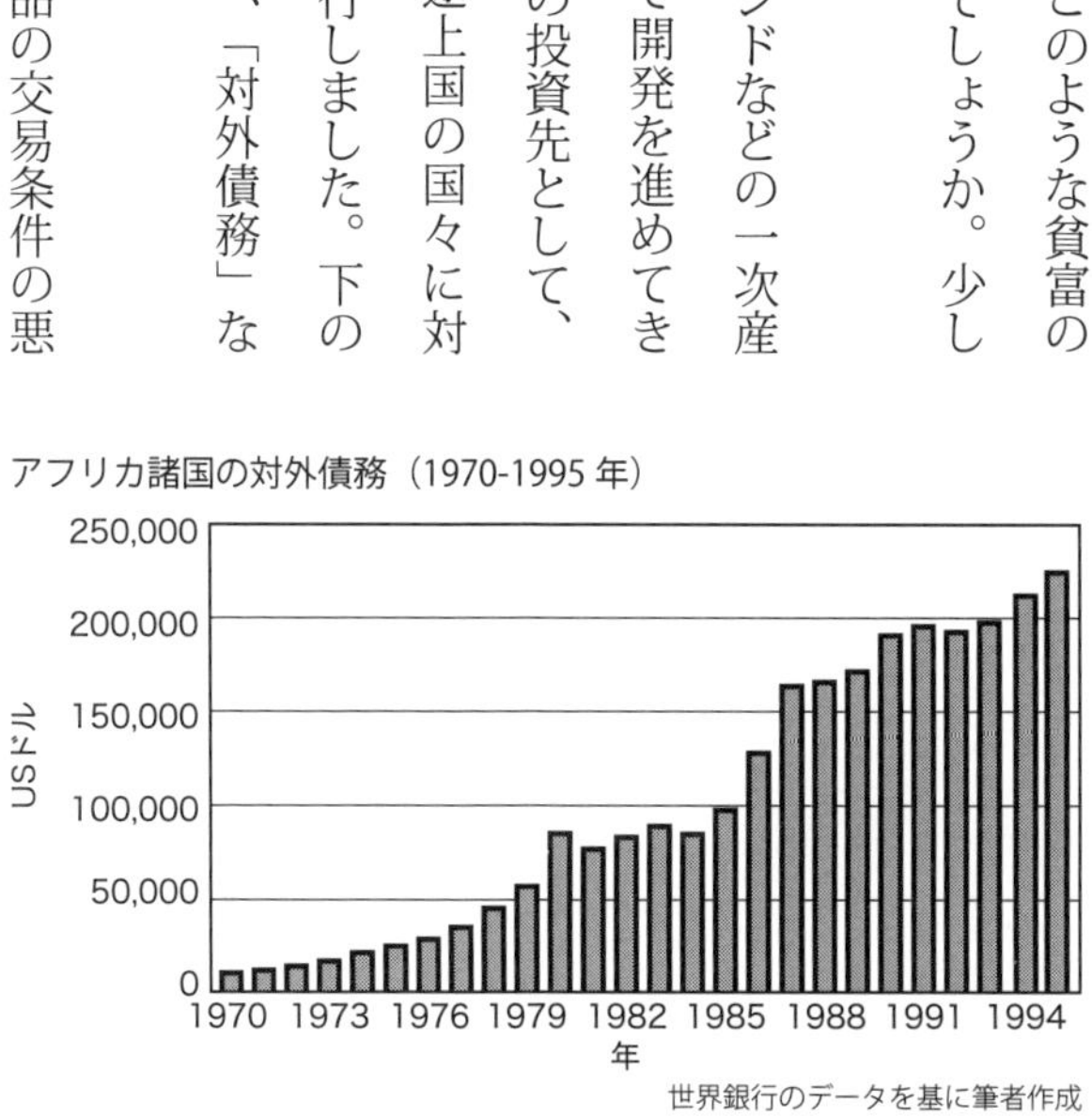

世界銀行のデータを基に筆者作成

化や石油価格の急騰などのために貿易収支は悪化の一途をたどり、1970年代末には債務不履行、つまり支払いができなくなってしまいました。

利子どころか元金さえも戻ってこなくなりそうな事態に、先進国は急にアフリカ諸国の政府の統治能力（ガバナビリティー）に疑問の声を上げ始め、国際通貨基金（IMF）*や世界銀行（WB）*に対して、開発途上国の「対外債務」問題を解決するために、せめて利子だけでも返済させようと、開発途上国の国々に「条件付」で融資をし始めたのです。

構造調整政策（SAP）のからくり

すこし、国際経済の専門的な話になりますが、この「条件付融資」が「構造調整プログラム」（SAP）*と呼ばれるものです。つまり、お金を借りる条件として、アフリカ諸国は国際通貨基金や世界銀行の指導を受けることを認めたのです。この指導の内容が、「構造調整プログラム」というもので、単なる経済の問題だけではなく、自国の政策に大きく介入するもので、ある意味の内部干渉でした。

＊国際通貨基金（IMF）：国際的な金融協力や為替相場の安定などを担う国連専門の機関。1945年に世界銀行とともに設立された。

＊世界銀行（WB）：国際復興開発銀行（IBRD）と国際開発協会（IDA）を合わせた機関で、各国の中央銀行に対し融資をおこなう国連の専門機関。

＊SAP：Structural Adjustment Programs

構造調整プログラムの内容

・国内産業の保護を廃止し、貿易を自由化すること
・輸出入関税を引き下げること
・外国からの投資管理の撤廃もしくは緩和による経済規制を廃止すること
・価格統制を廃止し、市場に任せること
・海外資本や海外企業がより投資しやすくなるために、その障壁となっている規制を撤廃または緩和すること
・労働法の基準緩和と労働者賃金を削減もしくは凍結すること
・社会事業関連の補助金を削減もしくは撤廃すること
・保健・教育・福祉などの社会サービスは受益者負担（有用化）し、少しでも政府の歳出超過を減らすこと

開発途上国の国々は、これらの条件を受け入れれば、国外からの投資を増やせるだけでなく、国外への一次産品輸出が増加することで債務を支払うことができると信じていました。また、資金が国境を横断し、自由に移動することによって、このプロセスはさらに促進されると判断しました。

同時に、政府による補助金を減らすことによって政府財政を建て直し、多くの資金を投資のために動かすことができると信じ、また、規制・統制の緩和によって、民間セクターに刺激を与え自国の経済を活性化することを期待しました。

しかし、実際には何が起きたのでしょうか？

たとえば、農業セクターでは、輸出用穀物の増産と国内消費穀物の減産が助長され、植民地主義的な農業生産体制が強化されてしまいました。つまり、開発途上国は自国で消費しない一次産品を輸出し、自国で生産していない加工品を輸入する立場へと逆戻りしたのです。けっきょく、構造調整プログラムの導入によって見込まれていた経済成長はアフリカではほとんど達成されることなく、反対に後退してしまったのです。

実際、サハラ以南のアフリカ全体の1人当たりの所得は1960年代よりも低下してしまいました。「構造調整プログラム」の導入は失敗し、アフリカにとって70年代から80年代の20年間は「失われた時代」とまで名づけられました。

けっきょく、「構造調整プログラム」は裕福層による貧困層からの搾取の強化に成功しただけでした。国連開発計画は「人間開発報告1999」のなかで、「構造調整プログラム」は民衆や人権のための進歩よりも、世界市場開放のための規範や政策、制度に関する進歩の方が大きかったと指摘しています。

後回しにされる人びとの健康

まさにこの「失われた時代」の背後で、アフリカではエイズが拡大を始めていました。エイズのような感染症のコントロールは、いかに最初にこの拡大を食い止めるかにあります。

しかし、公共政策の予算が削減され、保健医療インフラは整うこともなく、病院などのサービスは有料となってしまい、早期に病気をコントロールすることが難しくなってしまいました。そこで気が付いたときには、すでに感染が蔓延してしまっている状況でした。エイズだけではなく、栄養不良も深刻化し、それまで減少傾向にあった乳児死亡率が停滞または増加した国もありました。

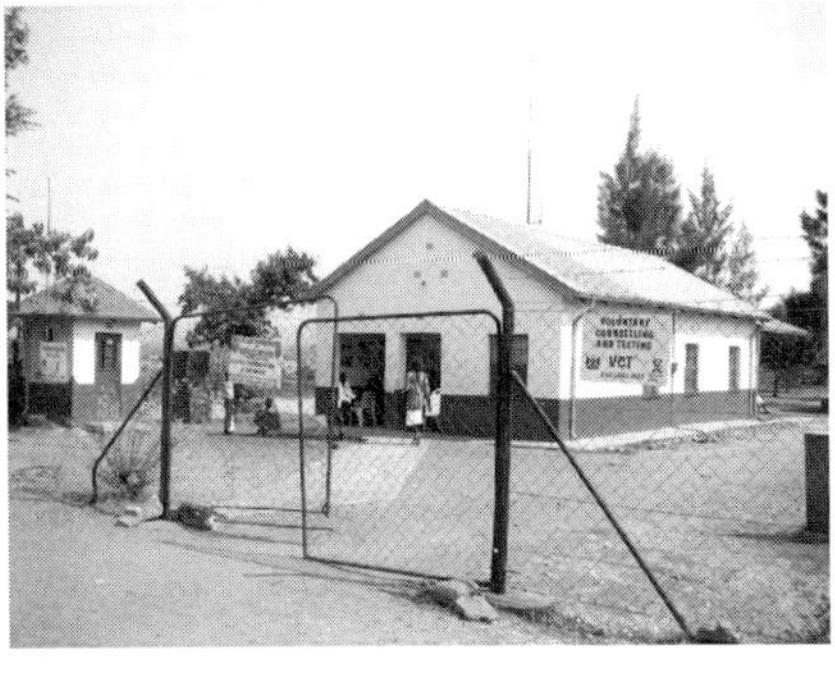

HIV抗体検査もおこなっているリンポポ州ベンベ郡マシャンバ村のクリニック

アジア初のノーベル経済学賞受賞者でのインドの経済学者であるアマルティア・センは著書『貧困の克服』の中で、「貧困は単に所得の低さというよりも、基本的な潜在能力が奪われた状態と見られなければならない」、また「貧困とは受け入れ可能な最低限の水準に達するのに必要な基本的な潜在能力が欠如した状態としてみるべきである」と言っています。

アマルティア・センの言う「潜在能力」とは、たとえば、人間にとって基本的ニーズである衣食住が十分に満たされている状態に達するため、個人的および社会的自由な選択があるかないかということです。人間が人間として生きる権利を奪ってしまう「貧困」は、「人権の侵害」といえるのです。

第5章
エイズがもたらす社会への影響

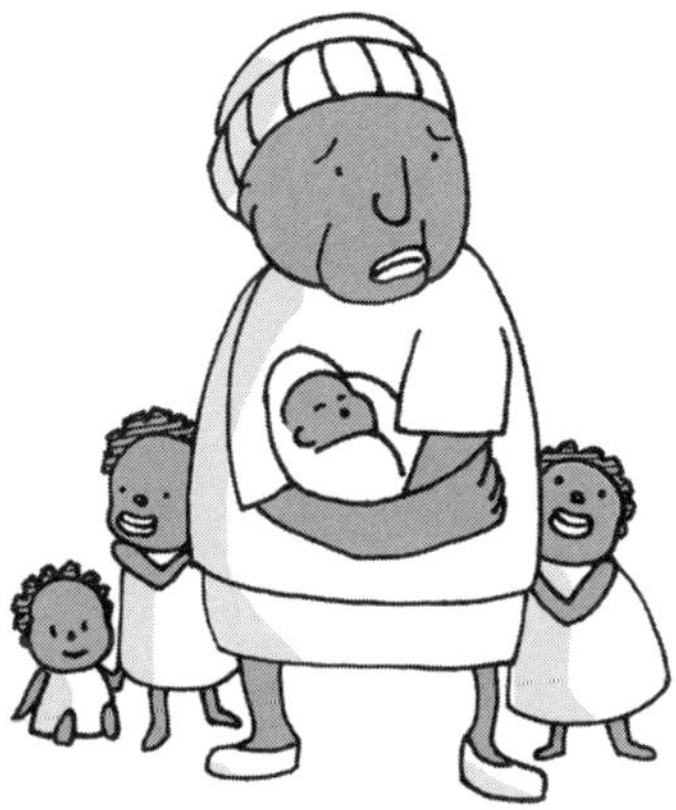

差別や偏見と闘う

私が南アフリカに行ったばかりのころ、一冊の小さなエイズに関するブックレット『陽性者の健康』*と出会いました。その表紙には「アフリカには2種類の人間しかいません。HIVとともに生きる人、そしてエイズの影響を受けている人たちです」と書いてありました。

たしかに、南アフリカという国は、世界のなかでもHIV感染者を一番多く抱えている国ですが、それでも「なんて大げさなんだろう」と思ったことをおぼえています。

しかし、この表現が決して大げさではないことを実感するまでに、そう時間はかかりませんでした。まだエイズ治療薬が村に十分に届いていなかった当時、知り合うそばから人びとが亡くなっていきました。

周りを見渡せば、HIVに感染した人びと、親をエイズで亡くした子どもたち、また寝たきりになったエイズ患者の世話をしている家族など、エイズに関係していない人はいませんでした。社会全体がエイズによって深刻な影

＊『陽性者の健康』：原題 Positive Health

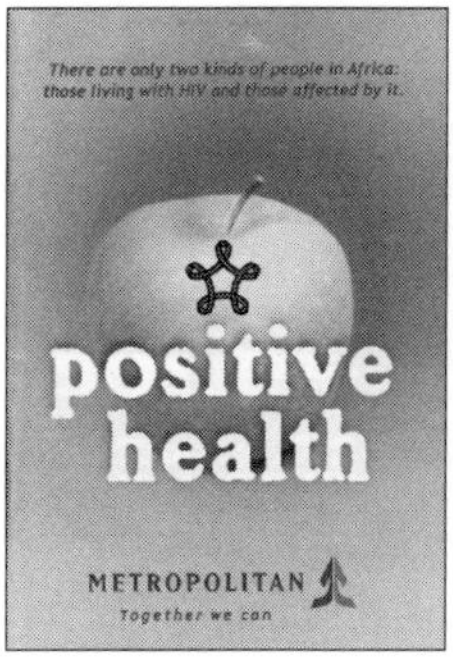

響を受けていたのです。

その一方で、HIV感染者やエイズという病気に対する偏見や差別が根深く存在していました。

母親からの差別と闘ったパトリシア

パトリシア（当時28歳）は15歳で第一子を出産し、第二子妊娠時に自分がHIVに感染していることがわかりました。まず、自分が一番信頼している母親に感染を伝えました。しかし、母親はそれからというもの、パトリシアには家族とは違う食事を与え、あからさまに冷たい言葉や態度で、彼女を苦しめはじめたのです。

母親は公務員で、その地域のなかでは教育も受けており、経済的にも恵まれていましたが、「もうお前にはうんざり」という捨てゼリフとともに、たった100ランド（1200円程度）を手渡して、政府提供の低所得者向けの住宅に、弱りはじめたパトリシアをやっかい払いしたのです。

その低所得者向けの住宅は、パトリシアの実家からバスで1時間以上もか

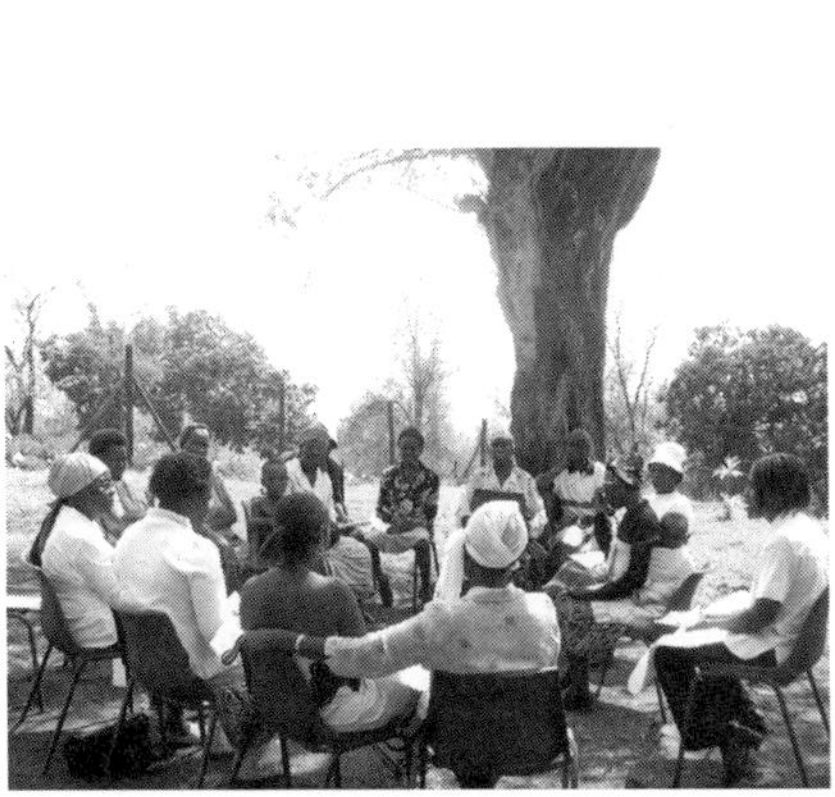

HIV陽性者自助グループの月例会。お互いの悩みを共有したり、治療について学ぶ大切な場となっている

かる不便なところにあるだけでなく、日当たりも悪く、トタンでできた屋根の中はサウナのように暑く、電気も水道もないという環境でした。とうとう彼女の容態は悪化し、入退院を繰り返しました。

クリスマス目前の12月20日、彼女はひどい頭痛で入院しましたが、家族たちは、パトリシア抜きでの家族旅行を計画し、さらに「退院したら、またあの住宅に戻るように」と言い放ちました。パトリシアの免疫力はかなり低下しており、「日和見感染症」の1つであるクリプトコッカス症と髄膜炎を引き起していて、エイズの末期にまで達していました。

毎日何度もけいれんを起こしては意識を失っていました。そのような状況でも、母親はパトリシアの目の前で「この病気のせいで生活がめちゃくちゃになった」と迷惑そうに言っていたのです。それでもパトリシアは「私はＨＩＶ感染者であることを隠したりしない。私は自分がＨＩＶ感染者であることを受け入れている」と最後まで、母親からの差別と闘い続け、２００５年12月、28歳の若さで静かに息を引き取りました。

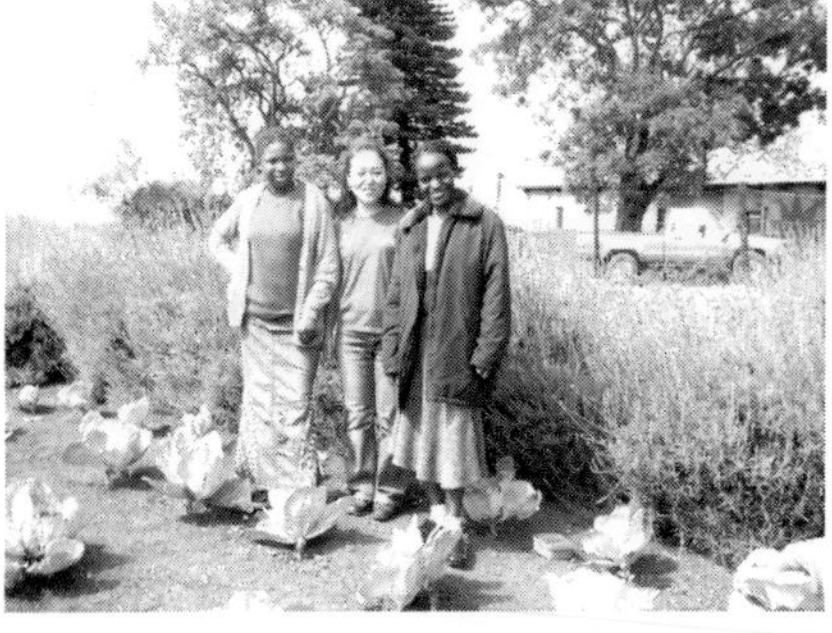

ＨＩＶ感染者のパトリシア（右）とクリスティーナ（左）

エイズでいじめられる

ある村でも４人の子どもを抱える女性がＨＩＶに感染していることがわかり、同居していたおばあさんに伝えたそうです。おばあさんが近所のおばあさんたちと地ビールを飲んで酔っ払ったときに、近所の人たちにそのことを話してしまいました。それを偶然近所の子どもたちが立ち聞きしてしまい、４人の子どもたちは、学校でいじめにあいました。

４人の子どもたちは、お母さんに「お母さん、漂白剤飲んだら？ ウィルス殺せるかもしれないよ」と勧めたそうです。学校などで殺菌のために水に少量の漂白剤（塩素）を薄めて手を洗うことを奨励していたため、４人の子どもたちは母親にＨＩＶを殺すために漂白剤を飲むことを話したというのです。学校でも正しいエイズの知識が教えられていないのです。

女性たちが村で自分が感染している事実を明らかにしない理由として、「子どもがいじめにあったら困るから」とよく言います。

いのちをかけて子どもを守り続けた母親

シザーズは15歳のときに、望まない妊娠によって第一子を出産しました。彼女は隣国のジンバブエ出身です。母親は都市部のヨハネスブルグに出稼ぎに出ており、近所に住む母親の友人がシザーズたち兄弟姉妹の面倒を見ていました。

シザーズは、間もなく、この女から近くの男性宅の掃除を頼まれるようになりましたが、定期的に掃除に行っているうちに、掃除だけではなく体も求められるようになりました。まだ15歳できちんとした性教育を受けていなかった彼女は、妊娠がはっきりわかるまで、いったい何が起こっているのか理解していませんでした。女はシザーズを男に売っていたのです。その後、母親が警察に訴えて、女と男は逮捕されました。

しかし、シザーズには心に深い傷を残しただけではなく、子どもを生み、育てるという責任が残りました。彼女は働きながら、一生懸命に子どもを育てていたところ、素敵な男性と出会い、一緒に暮らすようになりました。幸せな数年がたった2005年8月、あまりにも体調が悪い日が長く続いたので病院に行くと、看護師からＨＩＶ抗体検査を進められました。検査してみると、結果は「陽性」でした。帰宅し、夫にすぐに伝えたところ、「君がＨＩＶ陽性でも、腕の骨が折れても、足がなくなっても君を見捨てたりはしない」と優しい言葉で彼女を包み込んでくれました。しかし、夫はそれからしょっちゅう家を空けるようになってしまったのです。

シザーズは母親や兄弟には自分がＨＩＶに感染していることを決して告げようとはしませんでした。「どうせ伝えても問題視されるだけで、何の援助も受けられずに、自分が傷つくだけだから……」と悲しげに語っていた姿が忘れられません。

彼女と出会ったころ、腿とお腹には大きな腫瘍《しゅよう》ができていました。もうエイズが発症している状態でした。少しずつ買い集めた木材をつなぎ合わせたような小さな家のなかは、たった一間をカーテンで仕切ってありました。窓もないため、日当たりも良くなく、換気も悪く、衛生状況も決して良いとはいえませんでした。食べ物も主食のミリミル＊が少し残っているだけでした。

「これ昔の私。今みたいに肌も汚くないし、もっと健康そうでしょ」と見

＊ミリミル：とうもろこしを製粉したもの。

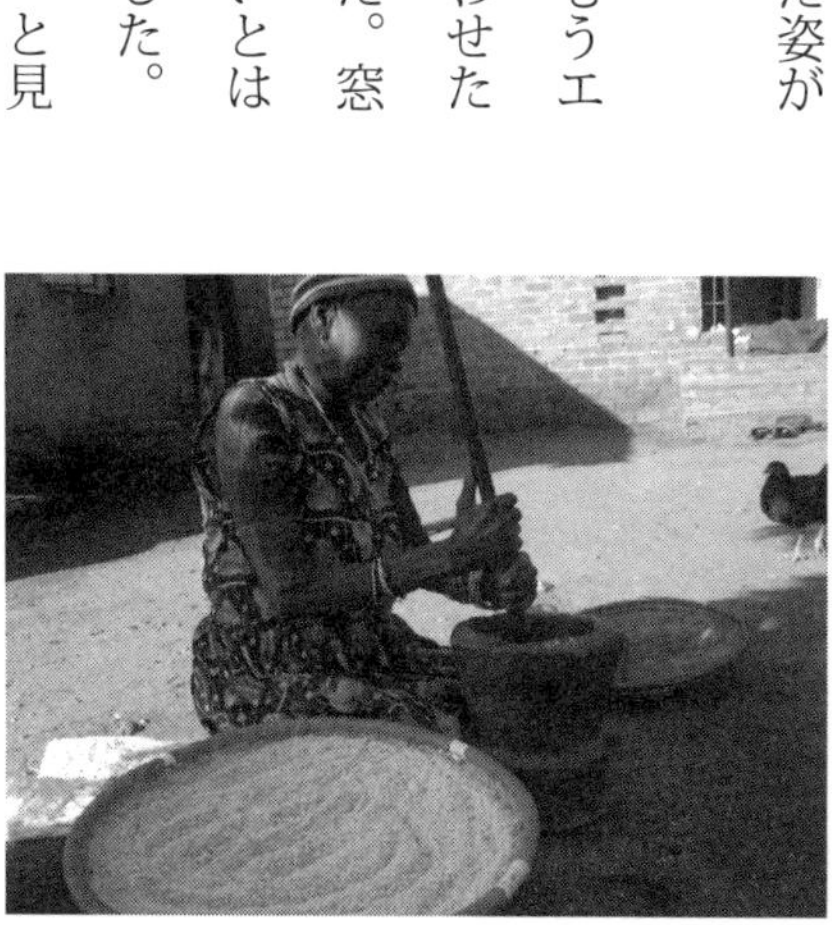

乾燥させたとうもろこし（メイズ）をひき、粉にしてミリミルを作っている

せてくれた昔の写真は、まったくの別人でした。とにかく彼女に必要なのは、適切なケアとサポートでした。定期的に病院に行き、処方される薬をちゃんと飲むことを約束し、さらに地域の在宅介護のボランティアさんの派遣を提案しました。しかし彼女は、「それだけは絶対嫌だ」と言い張りました。理由は、「ボランティアたちが家を出入りしているのを近所の人たちが見て、私がエイズ患者だと知り、子どもが学校でいじめられるのだけは避けたい」ということでした。

彼女は最初の望まない妊娠のときに、もう家族にも、私のことは忘れてという思いを込めて、息子に「フォーゲット（忘れて）」と名づけました。そのフォーゲットを守るために、彼女は最後の最後まで必死に地域のなかでケアを受けることを拒否したのです。

母親である彼女が元気になることがフォーゲットを守ることなのでは……と私などは考えますが、彼女にとっては息子が差別を受けることだけは絶対に避けたかったのです。

それから数カ月後、彼女は静かに息を引き取り、フォーゲットはシザーズの母であるおばあちゃんに引き取られていきました。

拡大家族が崩壊してしまう

エイズに限らず、親を失った多くの子どもたちは、伝統的におばあさんに引き取られます。しかし、とくにエイズが大流行してからというもの、南アフリカではすでに１００万人以上もの子どもが親を失ってしまい、その多くがおばあさんたちを頼りに生きているのです。

私が活動していたリンポポ州の23の村で調査*をしたときには、約７００人の子どもが親を亡くし、そのうちの１００人が、頼る身内もなく子どもたちだけで暮らしており、残りの子どもたちはおばあさんやおばさんに引き取られていました。なかには、わずかな年金生活で10人もの孫の面倒を見ているおばあさんもいました。

おばあさんの肩には、孫の面倒をみる重荷だけではなく、自分の子どもの葬式代を捻出しなくてはならないという重荷がのしかかります。あるおばあさんは「もう葬式ばかりで、葬式代がないよ……」と嘆いていました。

２００２年のヘンリー・J・カイザー・ファミリー財団が南アフリカで実

*リンポポ州ベンベ郡マカド地区エイズ遺児実態調査。

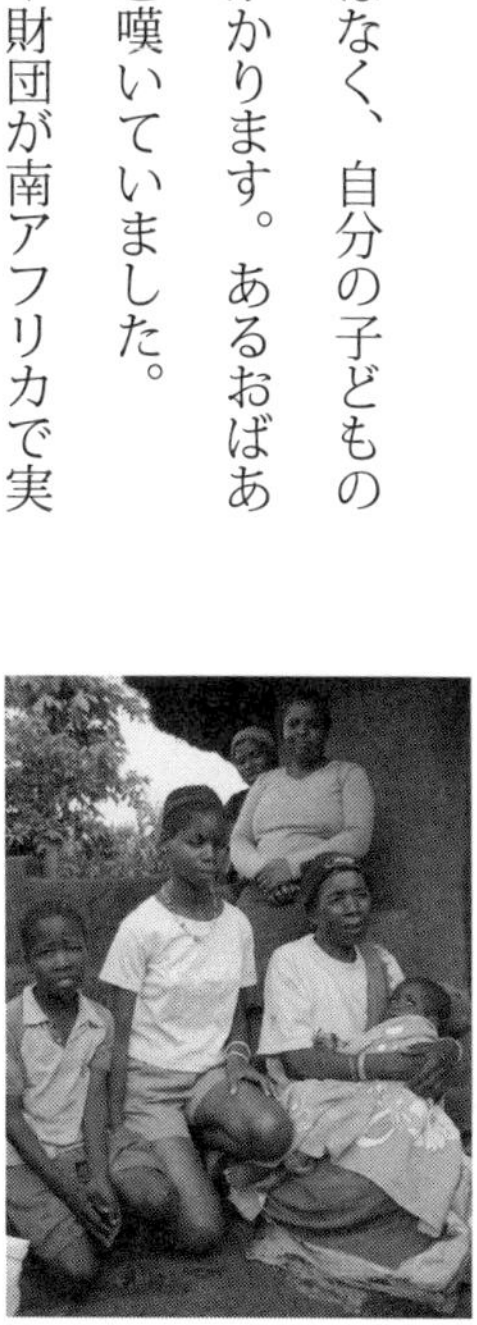
60歳の誕生日を迎えたおばあさんとエイズ孤児たち

施した調査結果によると、調査対象の世帯の養育者の3分の2が女性で、そのうちのほぼ4分の1が61歳以上だったそうです。

性暴力とエイズの関係

南アフリカでは、国民の12％にあたる５７０万人がＨＩＶに感染していると紹介しましたが、とりわけ、25歳から29歳の女性では約３人に１人がＨＩＶに感染していることを見過ごしてはいけません。

このことから、南アフリカにおけるもう1つの大きな課題、性暴力の問題が浮き彫りになります。"Equal Treatment" ２００９年10月号によると、夫や恋人などの関係ある男性によって殺害される女性の数は、世界の平均と比べると6倍も高く、6時間に１人の女性が被害に遭っています。調査によると、南アフリカの男性の42％が親しい女性に対して暴力を振るったことがあるとされています。

この性暴力とエイズはどのような関係があるのでしょうか。不幸なことに、南アフリカは世界で一番レイプ犯罪が多い国で、26秒に１人の女性が被害に遭っています。若いころに性暴力にあった経験がある女性は、自分が被害者であるにもかかわらず、誰にも相談できないまま自分を責めてしまったり、人間として生きるために重要な自己尊重感（セルフエスティーム）を奪われてしまう傾向があります。そのため、将来的にリスクある性行動を取りやすかったり、少女のころから性行動が活発になったり、薬物やアルコールを使用したり、複数の性的関係を持ったり、お金と引き換えに性行為をしたり、コンドームを使う頻度が低いなどの傾向が見られるという調査結果が発表されています。これらの行動によってＨＩＶに感染しやすい状況に自ら追いこまれてしまうのです。実際に、性暴力の被害にあった女性は、よりＨＩＶに感染しやすいという報告があります。

南アフリカのように、家庭でも社会においても、権力を男性に集中させるような家長制度をとっている社会では、もともと女性は男性と同等の権力を持っていません。女性は男性に従うように期待され、ときに男性は女性に対して権力を持っていることを証明するために暴力を使うこともあります。

ジェンダーという言葉がありますが、生物学的な男性、女性という性別のセックスに対して、社会的・文化的に形成された性別のことをジェンダーと

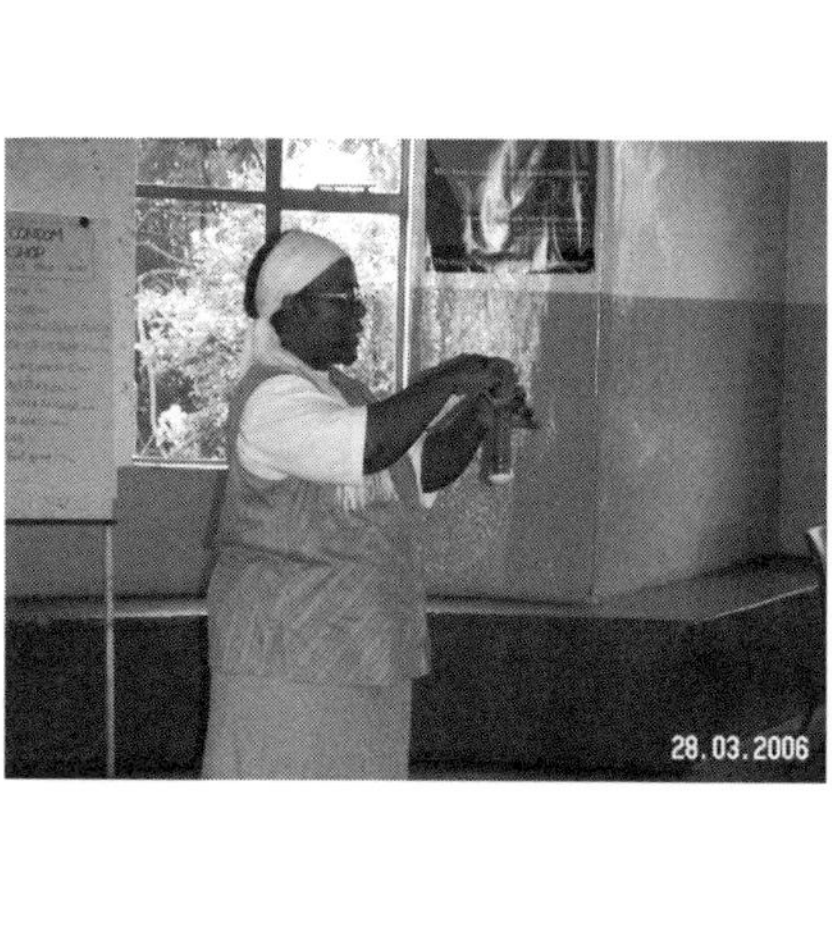

NGOスタッフが女性用コンドームの使い方を実演しながら説明している

いう言葉で示します。「男らしい」「女らしい」などという表現は、場所によって、時によって、またどのように暮らすかによって異なるのです。

男性、女性の役割について固定的な観念（たとえば、料理は女性の仕事、大工仕事は男性の仕事など）を持ったりする必要はありませんし、男性だからといって必ずしも「男らしく」ある必要はありませんし、反対に女性だからといって「女性らしく」ある必要はないのです。職業なども、性別によって区別されるべきではありません。

しかし、性行為においては、「コンドームを使うことは男らしくない」というイメージが先行し、女性の希望に関係なく、危険な性行為をおこなってしまうこともあるのです。

２００６年に、ＪＩＣＡ（国際協力機構）南アフリカに協力し、村の女性たちを対象に女性用コンドームに関する調査を実施しました。これは、男性だけでなく、女性にも自分の体を守る権利があることを学ぶと同時に、その方策として女性用コンドームを装着することが村のなかでどの程度受け入れられるのかということを調べるためでした。

恋人や夫が出稼ぎ先から帰郷するイースター*の時期を狙って、女性用コン

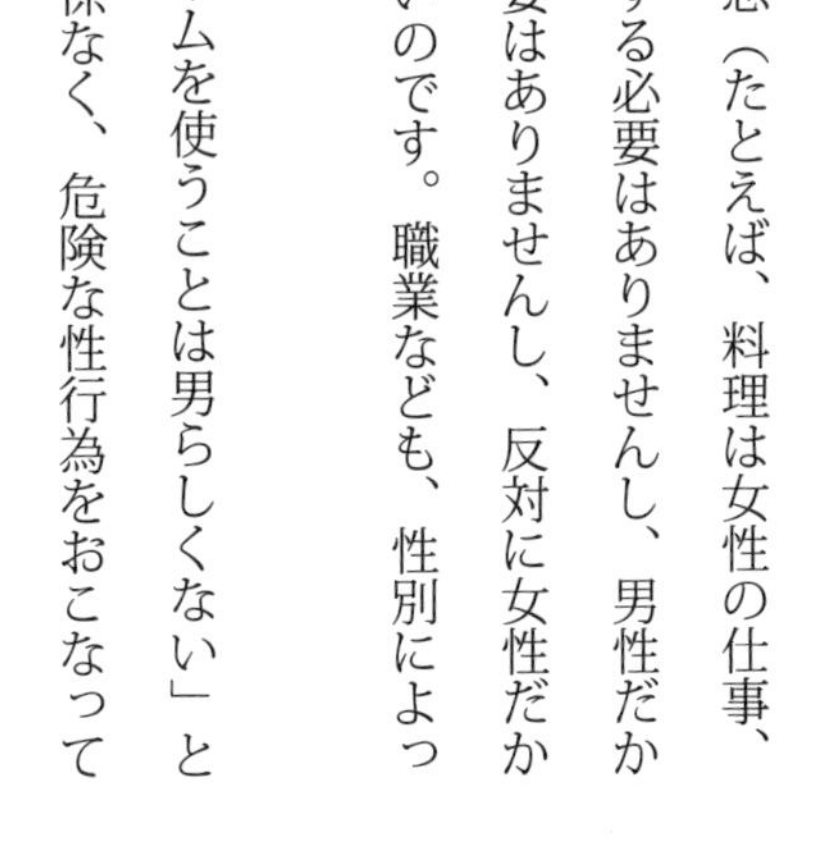

政府の看板広告「あなたが子どもにセックスのことを話してあげなかったら、誰が教えてあげるの？」

＊イースター： キリスト教の祝い日で十字架にかけられて死んだイエス・キリストが三日目によみがえったことを記念する復活祭。

＊ Gender and Access to Antiretroviral Treatment in South Africa

ドームを使ってみたいという女性たちに集まってもらいました。使い方を説明し、２週間後にもう一度集まったところ、ほとんどの女性が使わなかったというのです。

理由を聞いたところ、女性がコンドームを使いたいというと、「お前は浮気しているのか？」「俺を信用していないのか」と疑いをかけられてしまい、窮地に立たされてしまうため、使えなかったというのです。

２００８年、女性と男性のエイズ治療薬へのアクセスについて調べた調査*では、男性よりも女性の方がアクセス度合が高いという結果が出ています。それは女性の方が感染している人の数が多いということだけではなく、男性は弱さを見せたくないがために必要なときにクリニックに行かず、必要な薬やサービスを受けずに、自分の健康を悪化させてしまう傾向があることが挙げられています。

男性は、ＨＩＶ抗体検査も自ら進んでは受けず、妻、恋人などのＨＩＶ抗体検査の結果を通して知ることも少なくありません。女性が感染していたばあい、「お前がＨＩＶをオレにうつした」と責められ、身ひとつで家を追い出されてしまうこともあるため、女性は検査の結果を相手に明らかにできず

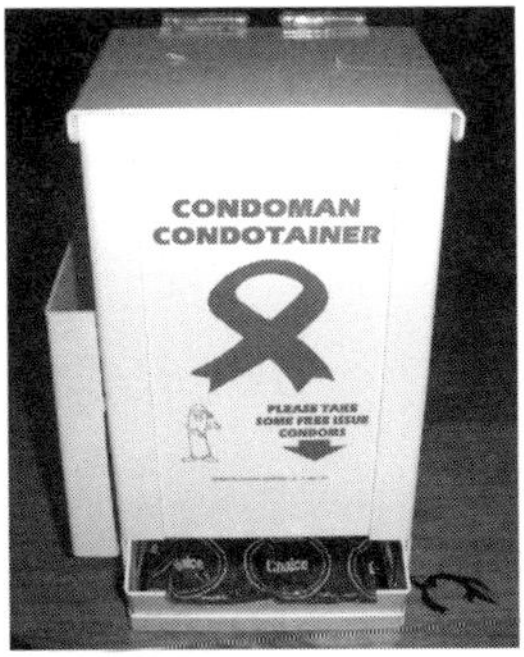

村の店先やクリニックなど、村人がいつでも無料でコンドームが手に入れられるコンドーム・ステーション

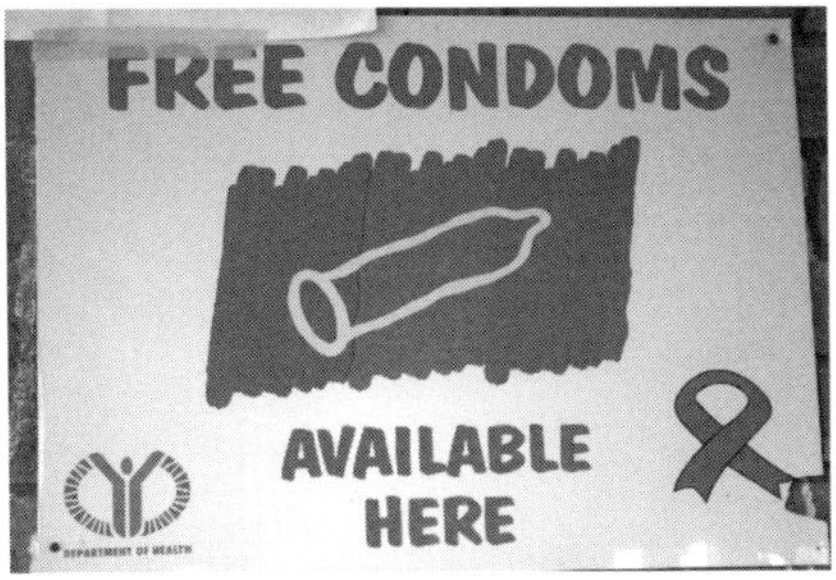

入り口には「無料コンドームあります」と看板がかかげられている

にいることもあります。

しかし、そのような男女の関係性のなかでは、お互いに再感染のリスクもあり、より自分たちの体を蝕《むしば》んでしまう事態に陥りかねません。

また、もともと社会的に経済的に弱い立場に置かれてしまっている女性や子どもたちは、エイズの影響でさらにその立場が悪化してしまい、その象徴として父親が亡くなると家や土地などを奪われる「財産剥奪《はくだつ》」という問題が起きています。この財産剥奪は女性の安全を脅かす新しい暴力の1つであるともいわれています（16ページの「財産を奪われた子ども」のケースがそうです）。

若者とエイズ

今、世界では約1000万人の15歳から24歳の若者がHIVに感染しており、新規感染者の約半数は若者です。南アフリカでも、毎日、ラジオや新聞、テレビでも「HIV」や「エイズ」という言葉を耳にしないことはありません。2002年に実施された南アフリカ保健省の「若者の危険な行動調

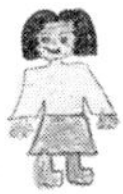

査」によると、中学2年生から高校2年生にあたる年代の41％がすでに性行動が活発であり、そのうちの54％は複数の相手がいて、16％は妊娠の経験がありました。

若者たちが観るテレビのドラマなどにも積極的にＨＩＶに関するメッセージを発信し、若者向けのパンフレットも配布され、コンドームも無料配布されるなど、日本と比べても、南アフリカの若者たちは十分なＨＩＶ感染予防のための知識を持っています。しかし、頭でわかっても、行動を伴わせることは容易ではないのです。

とくに、薬物やアルコールの使用によって、判断が鈍り、コンドームを使用しない危険な性行動が加速化してしまうことがあります。２００３年には薬物依存の治療を受けていた若者のうち、俗称〝ディック（Tik）〟と呼ばれるメタンフェタミン（覚醒剤）使用者は2％でしたが、わずか3年後の２００６年には42％に上昇していました。安価で手に入りやすいため、若者の間で急速に拡大してしまったのです。

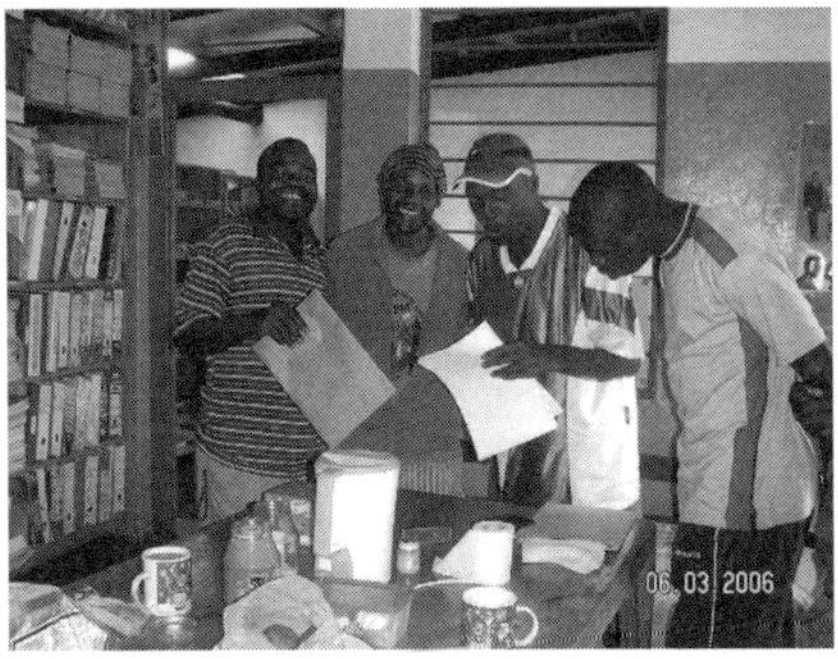

近くにスーパーが建設されるといううわさを聞きつけ、履歴書のコピーをとりにきた仕事を探している若者たち

複数の相手と性行為をする危険性

複数の相手と性行為をすることも、ＨＩＶ感染拡大の理由の1つに挙げられています。複数の相手と同時並行的に、さらにコンドームを使わない安全でない性行為をすることがいかに危険であることは、みなさんも想像できると思います。

では、今は相手が1人に絞られているから大丈夫と言い切れるのでしょうか？　下の図を見てください。

現在の性行為の相手が1人だとしても、その人の過去を遡《さかのぼ》ってみると、複数の相手が存在した可能性があります。もし、そのなかの1人がＨＩＶに感染していて、コンドームを使わない性行為をしていたとすれば、このネットワークのなかでＨＩＶ感染が拡大している可能性があります。

予防をするためには、必ずコンドームを使うことです。

南アフリカの社会では、まだまだ複数の相手がいることが男らしさ

複数パートナーの危険性

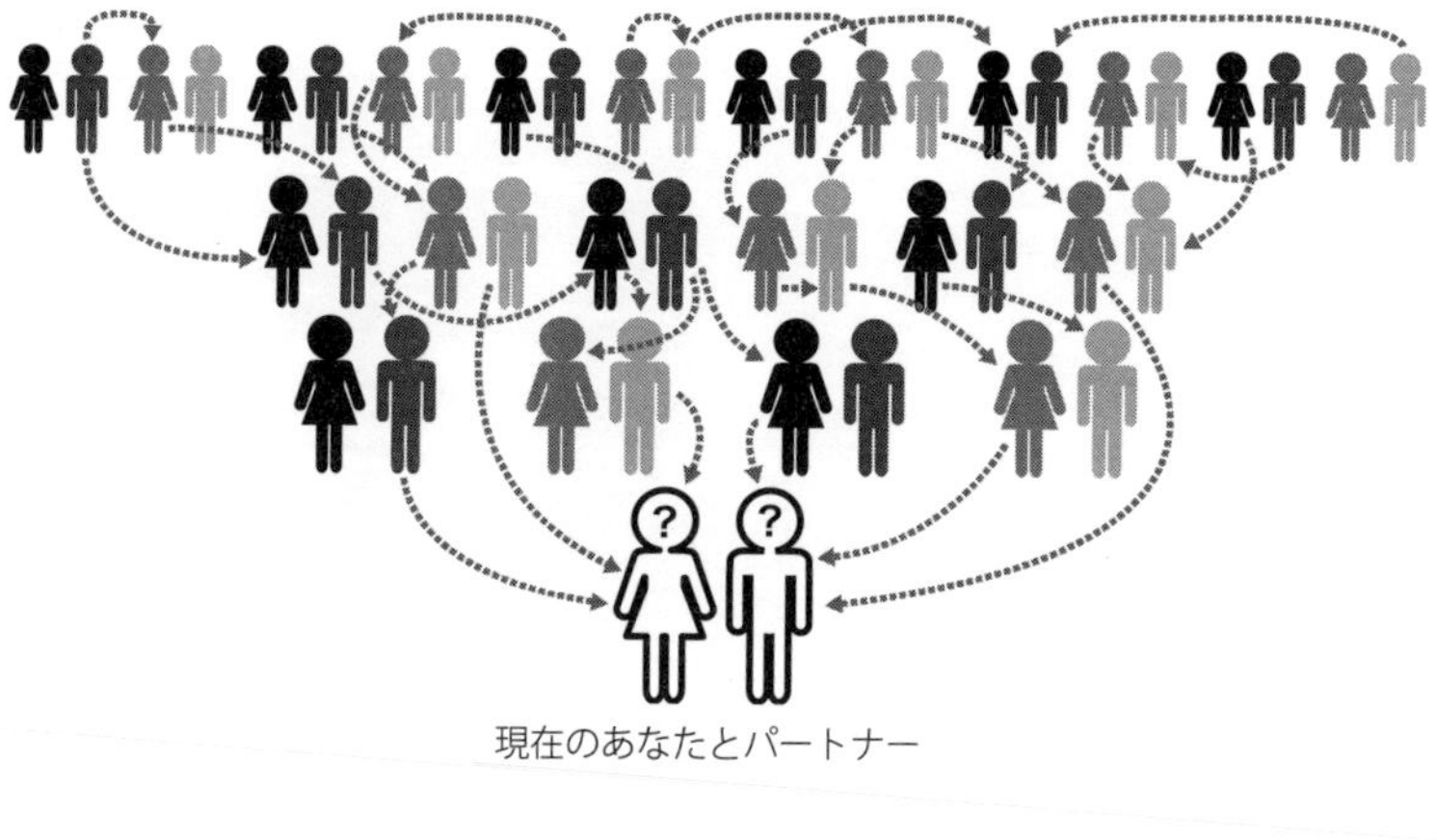

現在のあなたとパートナー

を象徴するような社会的価値があります。女性の方にも、相手からの暴力が怖くて断りきれないとか、経済的に男性に頼らなければ生きていけないという社会的立場もあります。残念ながら、私たちが考えるほど簡単に解決できる問題ではないのかもしれません。

2歳までに死んでしまう子どもたち

今、南アフリカでは15歳未満の子どもたち28万人がＨＩＶに感染していると推定されています。２００１年と比べて2倍に増えています。

「共同市民社会モニタリングフォーラム」などの報告によると、２００７年には生まれた赤ちゃんの６％、６万人以上が1歳の誕生日を迎えるまでにＨＩＶに感染していることがわかりました。３万８０００人の赤ちゃんは誕生時に感染しており、残りの２万５０００人の赤ちゃんは母乳によって感染したと推定されています。

赤ちゃんのときにＨＩＶに感染し、エイズ治療薬を飲めなかった子どもは南アフリカではたいてい2歳までに亡くなってしまいます。なかにはエイズ治療薬なしでも長く生きる子どもがいますが、エイズ治療薬を飲むことができた子どもは、感染していない子どもとおなじ生活することができます。HIVに感染した子どもにとってエイズ治療薬が不可欠なのです。

2010年現在、南アフリカでは約5万人の子どもがエイズ治療薬を必要としていますが、今、何人の子どもたちがエイズ治療薬を服薬できているのかはっきりとした数字はありません。南アフリカの国家戦略計画では、2007年までに1万7000人の子どもに、2009年までに3万3000人に、そして2011年までには4万人の子どもにエイズ治療薬提供を目標にしていますが、今は3万人以下にしか行き渡っていないだろうと推測されています。

親をエイズで亡くした子どもが140万人

南アフリカで親をエイズで亡くした子どもたちは140万人にも上ります。子どもたちがお母さんと少しでも長く幸せに暮らせるためにも、HIV陽性の母親から赤ちゃんに感染をしないようにする「母子感染予防」も非常

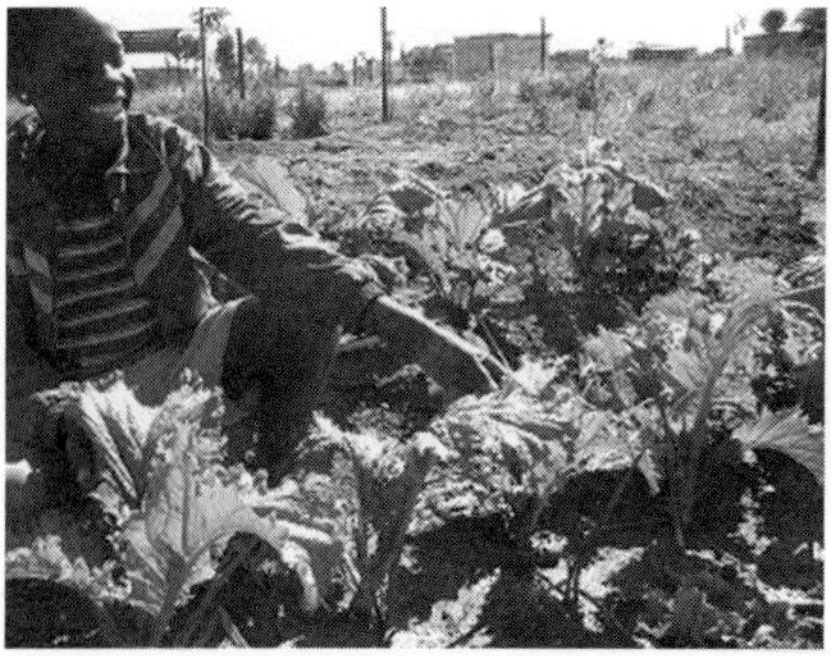

エイズ孤児のデンゼル。シェアとJVCによるプロジェクトで家庭菜園の研修を受け、裏庭で40種類もの野菜や果物、ハーブなどを育てている

に大切です。

お母さんのお腹のなかで、または出産のとき、もしくは母乳を介して、お母さんから子どもにＨＩＶが感染してしまいます。南アフリカ保健省によれば、２００６年に新生児出産後に検診に訪れた１００万人の女性の４割が、ＨＩＶ抗体検査を受けたことがなかったのですが、実に出産した女性の３分の１はＨＩＶに感染していました。今ではお母さんがＨＩＶに感染していても、赤ちゃんに感染しないようにする方法があります。そのためにも、大切なことは、お母さん自身がＨＩＶの検査をすることが非常に重要になります。

南アフリカでは、２０１１年までに、お母さんたちのＨＩＶ抗体検査受検率を向上させ、エイズ治療薬の配布に力を入れることで、母子感染率を５％以下に抑えることを目標にしています。

女性が、感染の事実を早い段階で知ることは、自分の健康管理ができ、子どもたちと幸せに暮らしていくためにも、とても大切なことなのです。そのためにも、ＨＩＶに感染しているということがわかっても希望を失わないで生きていくための治療の確立や人権を守る社会を実現していくことがとても重要です。

働き盛りがどんどん命を失っている

「国連合同エイズ計画」(ＵＮＡＩＤＳ)の２００９年報告では、南アフリカではエイズによって年間35万人が死亡しています。15歳以上の人口の死亡者数が、１９９７年から２００２年の間に59・４％も増加(27万７７９２人から44万３０１８人)しており、25〜44歳の年齢層の死亡者数に関しては２倍以上の増加に及び、全死亡者数の３分の1を占めています。

１９９７年から２００３年の死亡原因の上位は、心臓疾患、結核、インフルエンザ、肺炎ですが、心臓疾患数は年々減少傾向にある一方で、ＨＩＶの日和見感染症の代表でもある結核、肺炎は確実に増加の一途をたどっています。ＨＩＶ感染症の影響があるのです。このようにエイズの蔓延は、労働人口を減少させるとともに、公的医療費の増大を招き、経済へ与える深刻な負のインパクトのみならず、エイズ孤児の増加といった社会的な負のインパクトなのです。

病院は患者でいっぱい

急増するＨＩＶ感染者やエイズ患者のニーズに呼応するため、南アフリカ政府は１９９９年に「国家ＨＩＶ／エイズ対策戦略計画２０００－２００５」を発表しました。さらに２０００年には、教育相と社会開発省が策定した「国家統合計画」の中では、若者の予防啓発を目的としたライフスキル向上のための教育、早期ＨＩＶ感染の発見のための自発的カウンセリング＆テスティング（ＶＣＴ）*の推進に取り組みました。

それと並んで、公的な保健医療施設だけではなく、おもにＨＩＶ感染者およびエイズ患者を対象とした地域での、在宅ケアへの取り組みが重点課題として挙げられています。つまり公的な保健医療施設だけでは、急増する患者の入院治療が間に合わなくなってきていたのです。

２００３年になって、ようやく「ＨＩＶ／エイズ対策の包括的パッケージ」というエイズ治療薬の内服も含めたエイズ患者へのケア対策の準備が進められましたが、南アフリカでは、すでに５３０万人（成人人口の５人に１

＊自発的カウンセリング＆テスティング（ＶＣＴ）：Voluntary Counseling & Testing の略。ＨＩＶ抗体検査だけでなく、検査前後にカウンセリングを受けられる施設。南アフリカでは、クリニックに併設されている。

人）がＨＩＶに感染していたのです。

80万人の人口を対象とするムプマランガ州にある診療所（２００５年当時）は、１日９時間、週５日間運営しており、自発的カウンセリング＆テスティング、母子感染予防、ＣＤ４カウント*というエイズ治療薬の処方と包括的なエイズ治療に取り組んでいました。

看護師長が１人と正看護師４名、準看護師３名、健康推進員２名、そして２名のＮＧＯボランティアが配属されており、１週間に１回地域の２人の医師が巡回にやってきます。当時、エイズ治療薬が導入されたばかりでしたので、１人の医師が20名のＨＩＶ感染者の診察を中心におこないます。週に２５００名もの患者を診るためには、１人の患者につき数分間しか時間を割くことができません。南アフリカはほかのアフリカ諸国に比べれば、診療所の数も、医師の数も、看護師の数も多いほうです。しかし、地域によっては、ＷＨＯの定める人口５万人に対して診療所が１つという基準からほど遠い状況にあるところも多くあります。

＊ＣＤ４カウント：ＣＤ４とは免疫の司令塔であるＣＤ４リンパ球を指す。ＨＩＶはこのＣＤ４リンパ球に感染し、さらに破壊し免疫を低下させてしまうので免疫の状態を確認するために、ＨＩＶ感染者のＣＤ４リンパ球の数を定期的に数える。

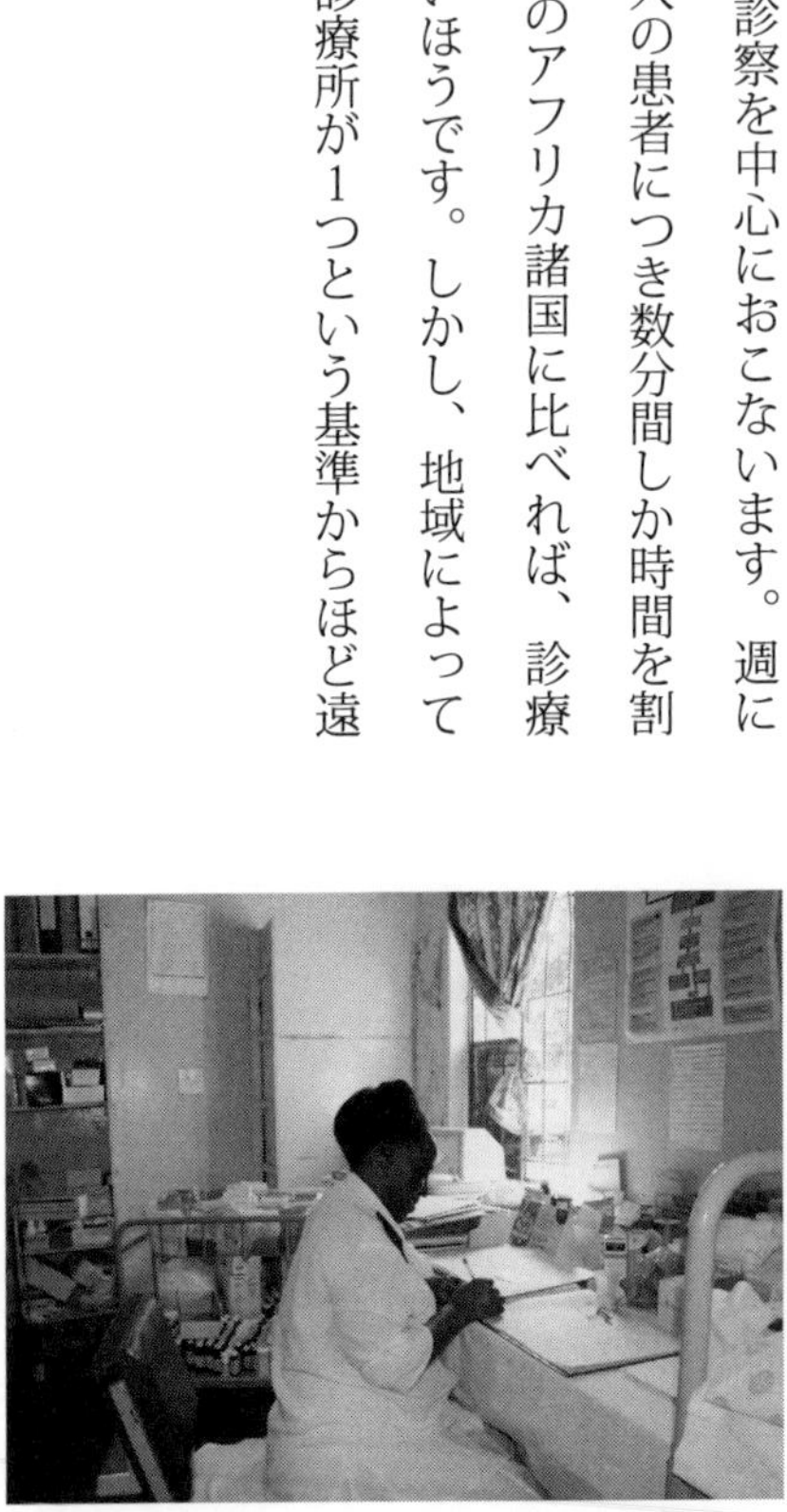

村のクリニックで働く看護師

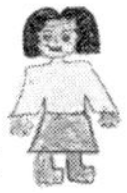

医療従事者へのエイズの影響

エイズの流行によって、保健医療従事者に４つの影響が出ていると「治療行動キャンペーン（92ページ参照）」は分析しています。

１つ目は、患者の数が増大し、仕事量が増えたことです。

２つ目は、患者がどんどん弱ったり、亡くなったり姿を見る回数が増えたため、何もしてあげられないことに無力感を感じてしまうことです。

３つ目は、多くのＨＩＶ感染者の患者を診ることで、注射針事故などＨＩＶ感染のリスクが高まってしまっていることです。

４つ目は、保健医療従事者の中にもＨＩＶ感染者は増え、将来的には医療従事者の不足も招きかねないことです。

医師・看護師はどこへいった？

「ヘルス・システム・トラスト*」の報告によると、南アフリカでは毎年

＊ヘルス・システム・トラスト：
"South African Health Review,2006"

1200人の医師が誕生しています。しかし、その半分は国外に出てしまいます。いわゆる「頭脳流出」（ブレイン・ドレイン）が問題になっています。より良い待遇や機会を求めて、医療従事者が不足している先進国に出稼ぎや進学してしまうのです。この「頭脳流出」問題は医師にかぎらず、2005年には毎月300人の看護師が南アフリカ国外に出ていきました。また、イギリスで働く医療従事者の6％は南アフリカ人だという統計もあります。

実際には、新たに誕生した1200人の医師の600人は国外に流れてしまい、450人は私立の医療施設で働き、115人は都市部に就職してしまいます。つまり、残った35人のわずかな医師だけが、農村地域の保健医療に従事しているのが現状なのです。

とくに1990年代後半以降はエイズの拡大によって、より多くの医療従事者を必要としているにもかかわらず、公的医療機関の医療スタッフの人数の補充はおこなわれていません。増え続ける患者を横目に、改善されない長時間労働や低賃金、不十分な資器材の供給、乏しい管理体制、不適切な人材の配属などの保健省に対しての積もり積もった不満から、とうとう2009年3月に医師たちは待遇改善を求めて、ストライキを起こしました。

しかし、この医師たちによるストライキは労働裁判所によって違法であるとみなされてしまいました。合法にストライキを起こすためには、雇用者と被雇用者間で職務内容は生命や個人の安全、また国の健康を脅かさないことを保証する「最低サービスレベル」が同意されている必要があったからです。財政も逼迫《ひっぱく》するなか、この問題はどのように解決されていくのでしょうか。

地域を支えるボランティアたち

そんな状況を支えるために地域で活躍しているのが「在宅介護ボランティア」たちです。地域によっては「コミュニティ・ヘルス・ワーカー」や「保健ボランティア」などと呼ばれるところもあります。私が駐在していたリンポポ州では、このボランティアさんたちは、村の人たちから「村の看護師さん」と慕われていました。あそこの息子さんが病気になったのよ、あっちの家はお父さんもお母さんも亡くなって、子どもたちだけで住んでいるわ、去年お母さんを亡くしてしまった娘さんがふさぎこんでいるから相談にのってあげて……こういったことで村の看護師さんたちは毎日大忙しです。

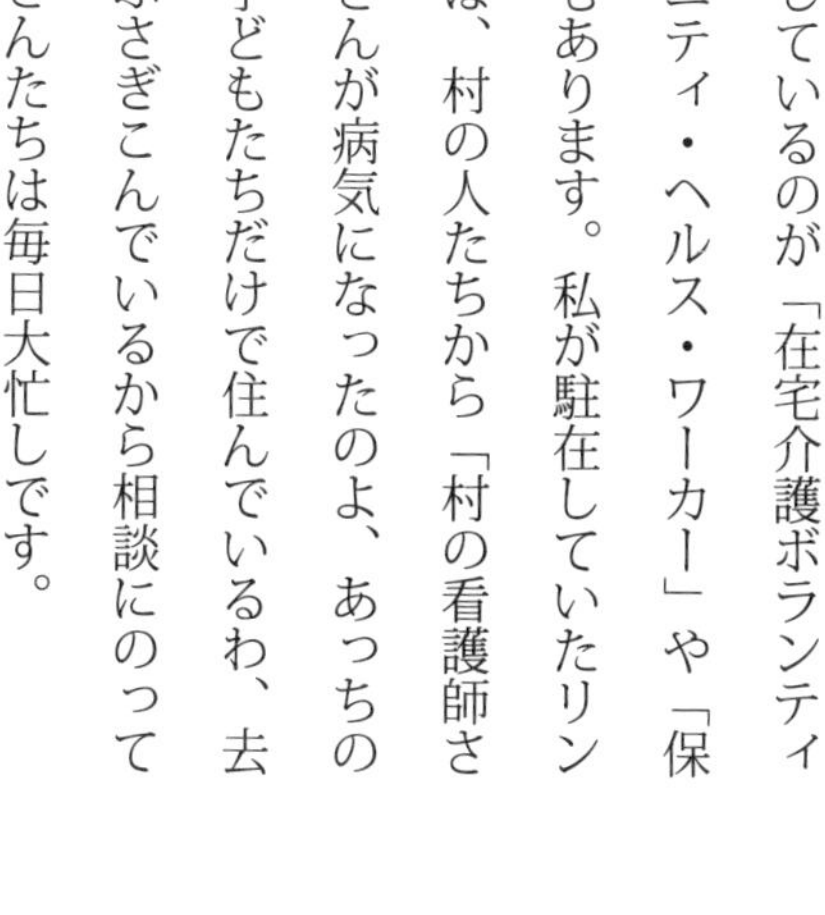

クリニックで待っている患者さんたちを対象に、ボランティアが朝7時からおこなう、エイズ教育の「ヘルストーク」

彼らの多くは村の女性たちで、村の集会などで選ばれた人や、自発的に村のために役に立ちたい！　と手を挙げた人たちばかりです。アパルトヘイト時代に勉強したくてもできなかった人や、看護師になりたくてもなれなかった人たちが、今、みな勇んで、胸を張って村の患者さんたちのために働いています。

政府からわずかな手当てしかもらえないにもかかわらず、不惜身命の精神で懸命に働く彼らに「どうしてそんなに一生懸命働いているの？」と質問をしたことがありました。そのとき答えてくれた女性のボランティアは「だって、私が今辞めたら、村の人たちが死んじゃうでしょ」と、自分が村の人びとのいのちを守る仕事をしていることを誇らしげに語ってくれました。

また、自らも足に障がいをかかえながらも、毎日3～4時間徒歩で患者宅を訪問していた男性ボランティアは「明日は自分に何があるか、わからないだろう。だから、ぼくは今日人のためにできることをしているんだ」と語っていました。彼らの大きな役割は、村の人びとのいのちを守ることです。患者さんの守秘義務を守り、村の人びとと診療所との架け橋役を担っています。

メイベルという保健ボランティアは、毎朝5時に起きて、5時半には家を

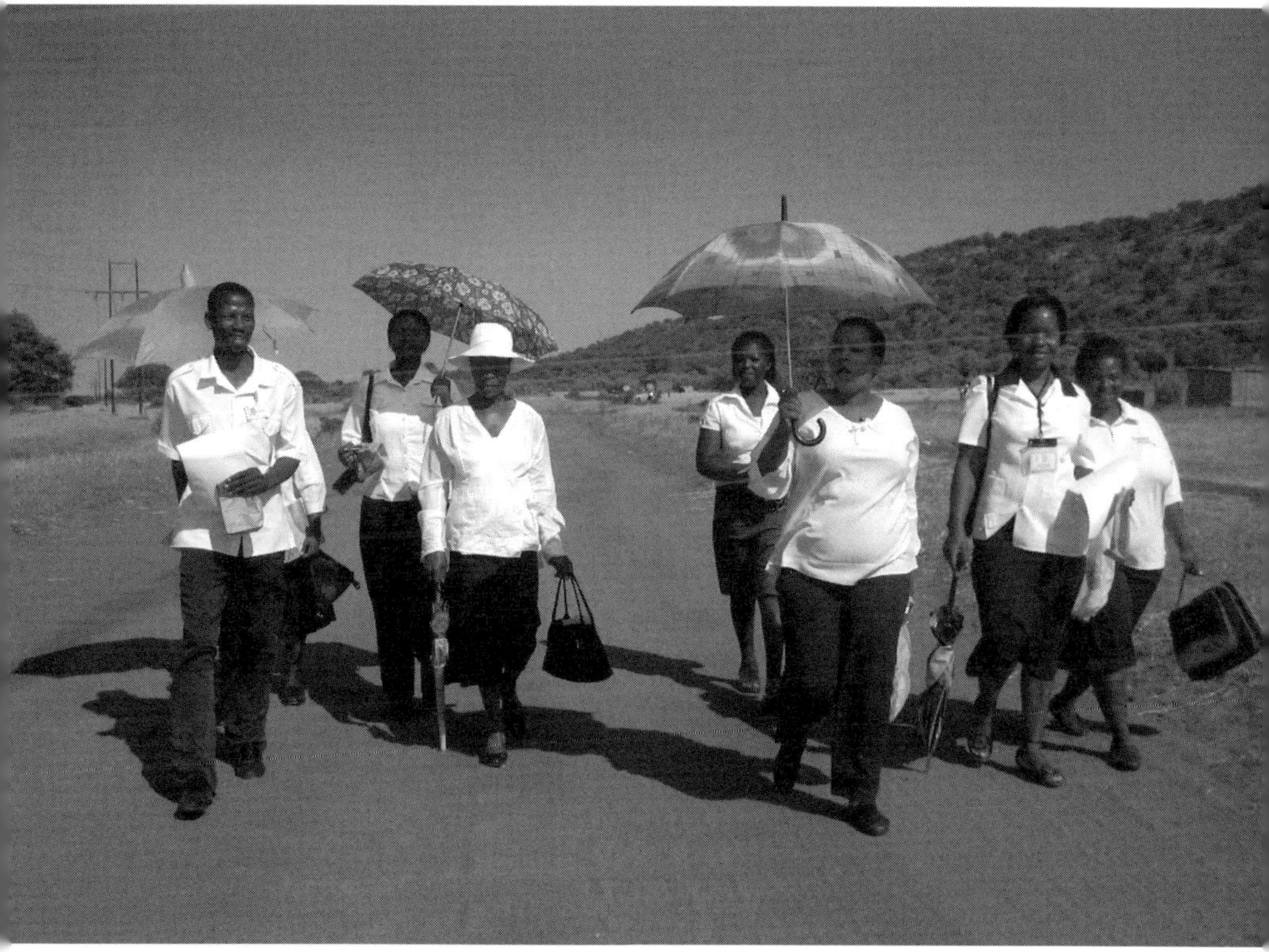

雨が降ろうとも、風が吹こうともどんなに暑くとも歩き続ける在宅介護ボランティアたち

出ます。結核患者さんやＨＩＶ感染者の家庭訪問をするためです。30分ほどで最初の結核患者さんの家に到着しました。患者は、まだ17歳の高校生で、朝6時にきちんと薬を飲んでいるところを確認してもらってから、学校に向かいます。この高校生はメイベルによって毎日、薬の服用を確認してもらっているので、着実に回復に向かっています。

足早に患者さんの家に向かいますが、自転車も持っていない彼女は、テクテクテクテクひたすら歩きます。雨の日も、風の日も。朝8時くらいにようやく5人の患者の訪問を終えて帰宅。朝食を食べて、身支度を整えたら10時にはほかのボランティアたちと集まって、その日の家庭訪問の報告をし合います。

メイベルの子どもたちは、お母さんがいない間に、自分たちでお湯を沸かして、体を洗い、朝食を食べて学校に行きます。家族の協力があってこそのボランティア活動です。

患者の面倒を見てもらっている家族たちは、「患者にどのように世話したらいいのか、また患者と忍耐強く付き合うことや患者に耳を傾けることの大切さを教えてくれる」「信頼して自分の秘密を話すことができる」と保健ボランティアたちをとても頼りにしています。

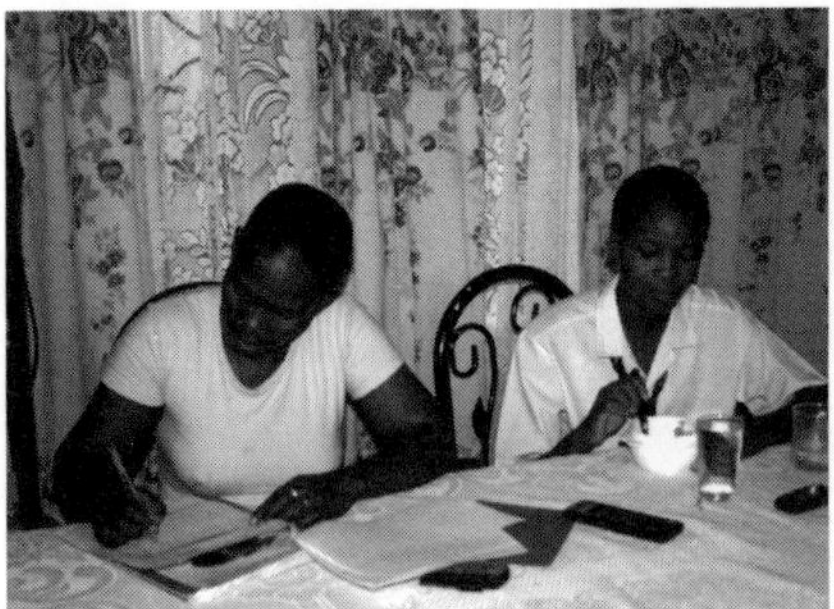

結核患者宅を訪問し、結核の治療薬の服用を確認しているメイベル（左）

第6章
エイズ治療薬が、南アフリカで普及しなかったわけ

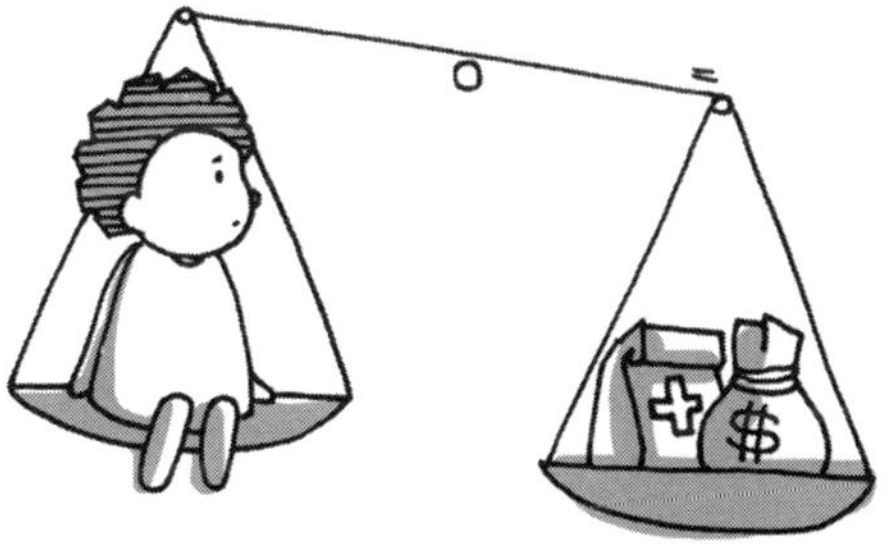

特許という財産権

さて、そもそも世界で一番エイズの影響を受けている南アのエイズ政策はどうだったのでしょうか。下のグラフを見てください。南アフリカでは、妊産婦のＨＩＶ感染率が１９９０年には０・７％だったものが、１９９５年には10％を超す勢いで上昇していました。

１９９４年、南アフリカではネルソン・マンデラを大統領に迎え、新政権が誕生し、「アパルトヘイト」は法律上は消え去り、民主化しました。貧困対策が積極的にとられていきましたが、ＨＩＶ感染が拡大しているにもかかわらず、エイズ対策は世界的な流れとは反対に後退していきました。

それと時をおなじくして、人びとのいのちに格差をもたらす「医薬品の国際アパルトヘイト」が誕生しようとしていました。１９９５年、世界貿易機関（ＷＴＯ）*が設立され、「知的所有権の貿易関連の側面に関する協定」（ＴＲＩＰＳ協定）*が結ばれ、新しく開発された商品から生み出される利益を、「特許」によって一定期間独占することを許す法律が、世界的に強化され始

南アフリカ共和国の妊産婦検診受検者の HIV 感染率の変化（1990-2005 年）

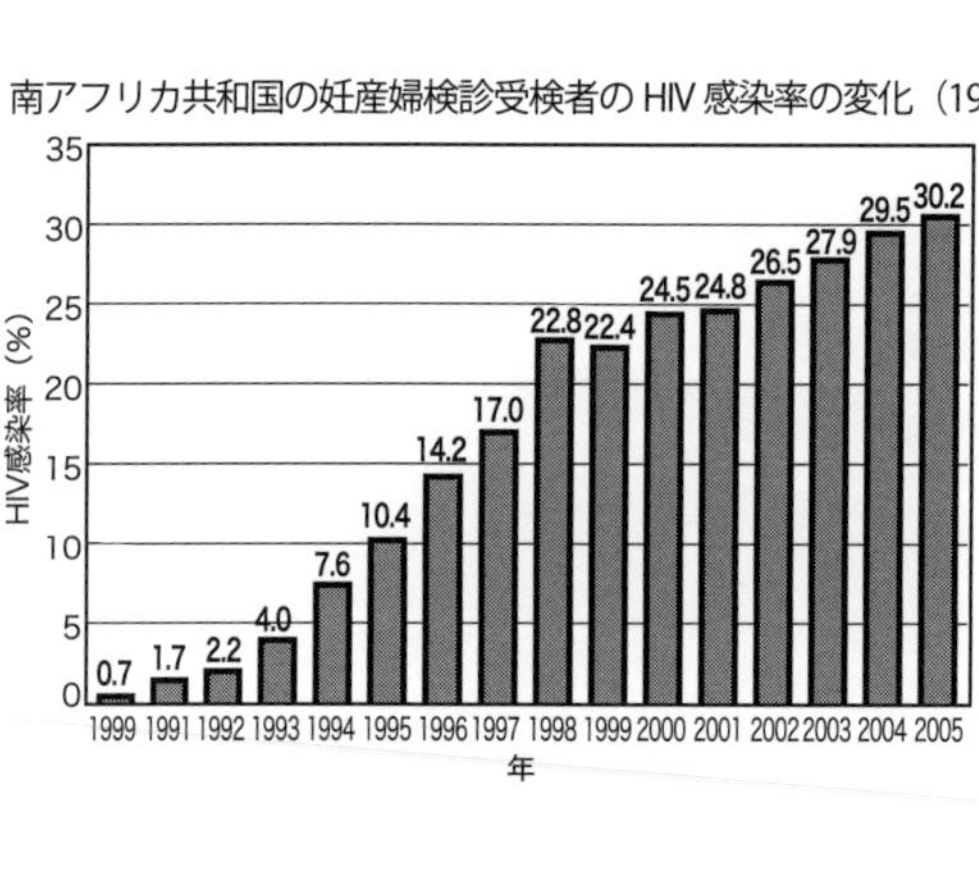

南アフリカ保健省のデータを基に筆者作成

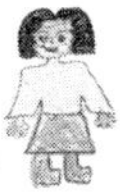

めました。

この協定は発明者の権利を守る一方で、じつは人びとのいのちの格差を生み出していまいました。この協定によって薬の値段が下がりにくくなっただけではなく、許可なしにジェネリック薬品（51ページ参照）を製造することが禁じられたために、せっかく新しい薬が開発されても大半の貧しい国の薬を必要としている人びとには届きにくい仕組みに変わってしまったのです。

エイズ治療薬を必要な人の手に

1997年、南アフリカ政府は安価な「ジェネリック薬品」を普及できるように「薬事法」の改正を目指しました。外国で売られている後発薬の輸入を可能にしたり、医師の処方が先発薬であっても、患者が希望すれば薬局の判断で後発薬を販売できるようにしたり、公衆衛生上重要な病気に対して国の判断で後発薬品を国内製造できるようにすることで、安い値段で医薬品を国内で流通しようとしたのです。これはエイズ対策のためではなく、政府の医療支出の削減を目的としたものでしたが、この「薬事法」の改正が実現す

＊世界貿易機関（WTO）：World Trade Organization、自由貿易を促進することを

＊TRIPS協定：Agreement on Trade-Related Aspects of Intellectual Property Rights

れば、エイズ治療薬を安価に供給することも可能になるはずでした。

公衆衛生上の理由で特許をはずして薬を国内生産することを「コンパルソリーライセンス」と呼びますが、これは南アフリカ政府が考えだしたものではありません。以前、アメリカ政府も熱帯病治療薬の確保のために実施したことがあります。

それなのに多国籍製薬企業39社が、これからの薬事法改正は特許権の侵害に当たるとして、南アフリカ政府を相手に裁判を起こしたのです。また、この提訴と同時に、世界の貿易ルールを守らないのであれば、南アフリカの輸出品はボイコットする、と経済制裁の脅しをかけますが、このとき多国籍製薬企業と一緒に、政治的圧力をかけたのがアメリカ政府でした。

「治療行動キャンペーン」（TAC）の誕生

さて、この裁判が提訴された翌年、「世界人権デー*」の50周年にあたる1998年12月、NGO*「治療行動キャンペーン」（TAC）が南アフリカのケープタウンで誕生しました。HIV感染者であり、活動家であるザッ

＊世界人権デー：「すべての人間は、生まれながらにして自由であり、かつ、尊厳と権利とについて平等である」で始まる「世界人権宣言」が、1948年12月10日の第3回国際連合総会（パリ）で採択されたことを記念して、毎年この日を「世界人権デー」とし、世界中で記念行事をおこなっている。

キー・アハマット氏が結成したこのＮＧＯは、いのちよりも経済的利益を優先した製薬企業の姿勢に対抗して反対運動を展開しました。

「治療行動キャンペーン」が誕生した当初は、ケープタウンやヨハネスブルグ、クワズール・ナタールなどの都市部でのボランティア活動が中心でしたが、数年後には、南アフリカ全土のタウンシップ（黒人居住区）や農村地域にもその活動は広がっていきました。初期のボランティアは学校や工場、労働組合、教会、クリニックや酒場から現われ、このボランティアたちによって新しく参加してくるボランティアにエイズの知識や治療についての教育がおこなわれました。それぞれの地域に分散したボランティアは、ＨＩＶ感染者やエイズ患者たちのための社会変革を求める運動家に育っていきました。

今から12年前のことですが、「治療行動キャンペーン」が誕生する直前の世界エイズデー*の式典で、自らＨＩＶ感染者であることを告白したググ・ドラミニという女性（36歳）が、ＨＩＶに感染していることを理由に地元の男性に殺されるという事件が起きました。この事件に象徴されるように、まだ南アフリカでのＨＩＶ感染者やエイズ患者に対する差別や偏見が根深かった

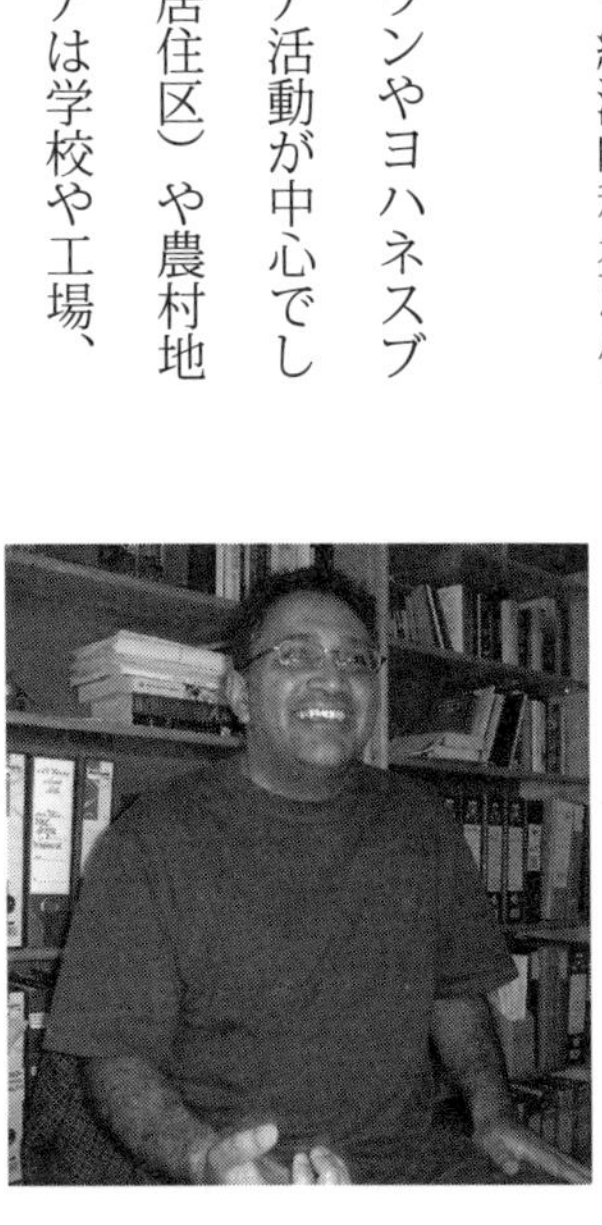

ザッキー・アハマット（提供：林達雄）

＊ＮＧＯ：Non Governmental Organization。非政府組織。１９４５年に国際連合が発足されてから、国連憲章第10章「経済社会理事会」（第71条）で、政府とは異なる立場で、国連との協議資格を持つ組織として（ＮＧＯ）という用語が使われた。

＊世界エイズデー：１９８８年以来、世界的規模でのエイズの蔓延防止とＨＩＶ感染者やエイズ患者に対する差別・偏見をなくすことを目的に、ＷＨＯによって12月1日が「世界エイズデー」と定められ、世界中でエイズに関する啓発イベントがおこなわれている。

のです。

ググの理不尽な死に対する抗議と、彼女の勇気ある生き方を忘れないために、「治療行動キャンペーン」はTシャツを何百枚も用意しました。シャツの裏側にはググの写真と「Never Again」（二度と繰り返させない）という言葉が、表には「HIV POSITIVE」（ＨＩＶ陽性者）とプリントされていました。

この「治療行動キャンペーン」の最大の目標は、すべての人びとがより良い治療やケアを受けられるように政府に対して要求することでした。

１９９９年、マンデラ大統領の後を継いだターボ・ムベキ大統領（36ページ参照）はエイズ政策に対してとても保守的で、「エイズ否認主義」を貫いていました。ムベキ大統領は、エイズ論議の非主流派であるエイズ研究者を中心とした諮問委員会を立ち上げ、「ＨＩＶがエイズの原因とは言えない」との公式見解を出し、ＨＩＶの増殖を抑えるエイズ治療薬は副作用があって危険なだけで、エイズに有効ではないというのが大統領の持論でした。

また、当時、保健大臣であったマント・ムシマン氏*は、「ＨＩＶ感染者は免疫力を向上させるためには『有害な』抗レトロウィルス薬を服用するよりも、にんにくやオリーブオイルを摂取した方がいい」と主張し、エイズ治療

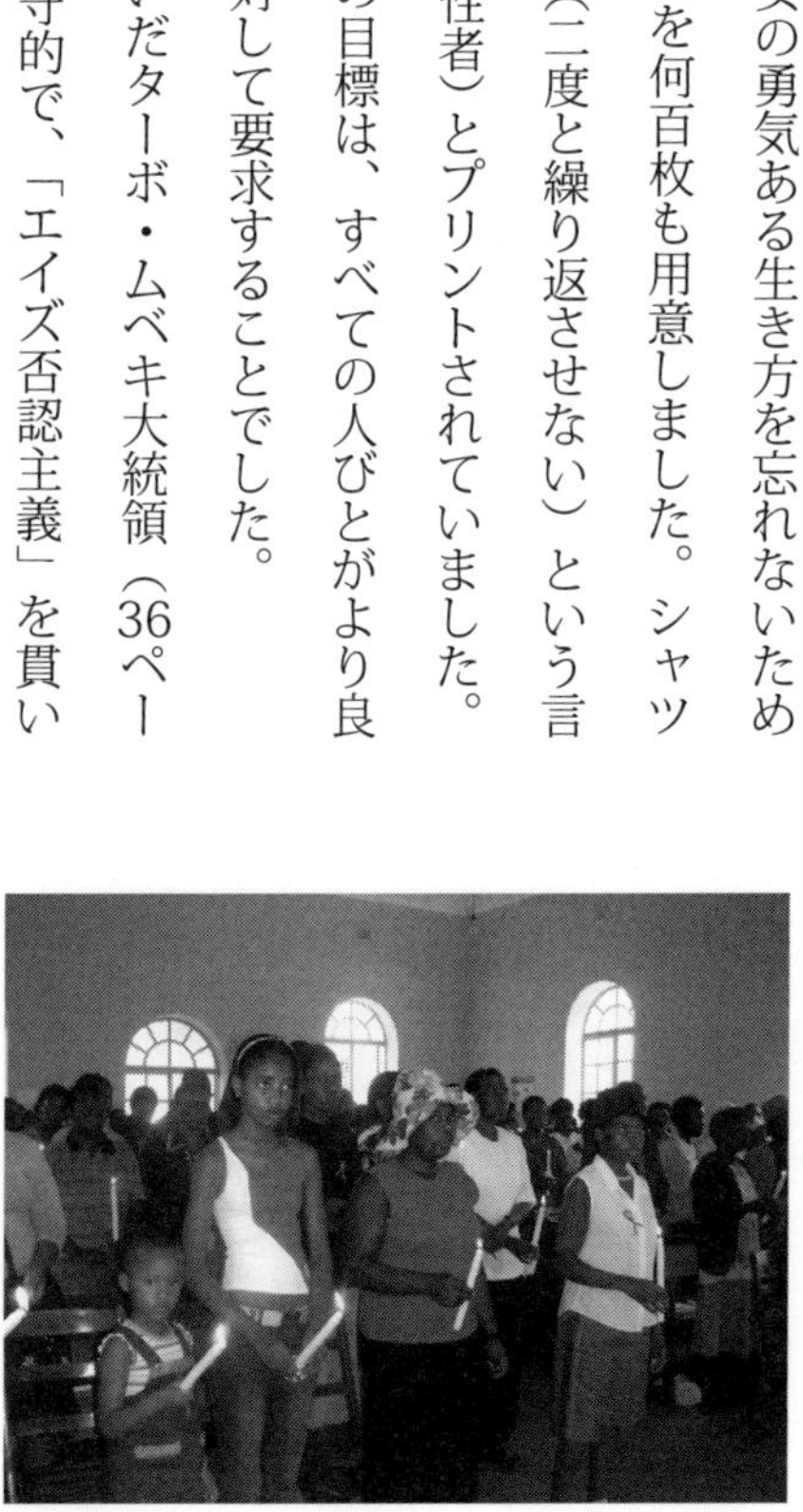
リンポポ州のエリム病院で開催された世界エイズデーのイベント

＊マント・ムシマン氏：1940年生。医師。ムベキ大統領時代、1999年から2008年9月まで保健大臣を務める。2009年12月16日逝去。

薬の導入に非常に後ろ向きでした。

国民のいのちを守るべく立場にある国のリーダーたちのあまりの無責任な言動の影で、毎日、多くの人びとが命を失っていました。この政治家のリーダーシップ欠如によるエイズの人びとに与える多大な影響については、国際エイズ会議の場などでも国際社会から大きな批判を受けるほどでした。

多国籍企業に勝利した

薬の特許権をめぐる裁判は一度は延期され、「薬事法」の改正がされないまま、４年が過ぎましたが、２００１年３月、裁判が再開し、特許権の保護を主張する多国籍製薬企業と南アフリカ政府の国民の健康を優先の主張が対峙しました。

多国籍製薬企業は、

・「コンパルソリー・ライセンス」は国際特許法の違反であること
・特許料には莫大な開発研究費がかかっていること
・先進国に安い薬が流れ込んでしまったら正規の薬価が崩れてしまう危険

性があること

・問題は薬価ではなく、南アフリカの保健システムが悪いのである

と主張し、南アフリカ政府は、

・年間120～180万円もする治療薬を、一日の収入が200円足らずの人びとが手に入れることができないこと

・一番薬を必要としている人は、エイズで苦しんでいる貧困層であること

・いのちは売り物ではないこと

を主張しました。

裁判の結果は、企業側に対し、薬価の根拠に関するデータをもう少し用意するように、とのことで結論が出ないまま、一時休廷となりました。

提訴を取り下げさせた

この間、「治療行動キャンペーン」が中心となって、インターネットを使った署名キャンペーンが取り組まれました。多国籍製薬会社に対して提訴の取り下げを求める署名活動が国境を越えて展開され、「治療行動キャンペーン」

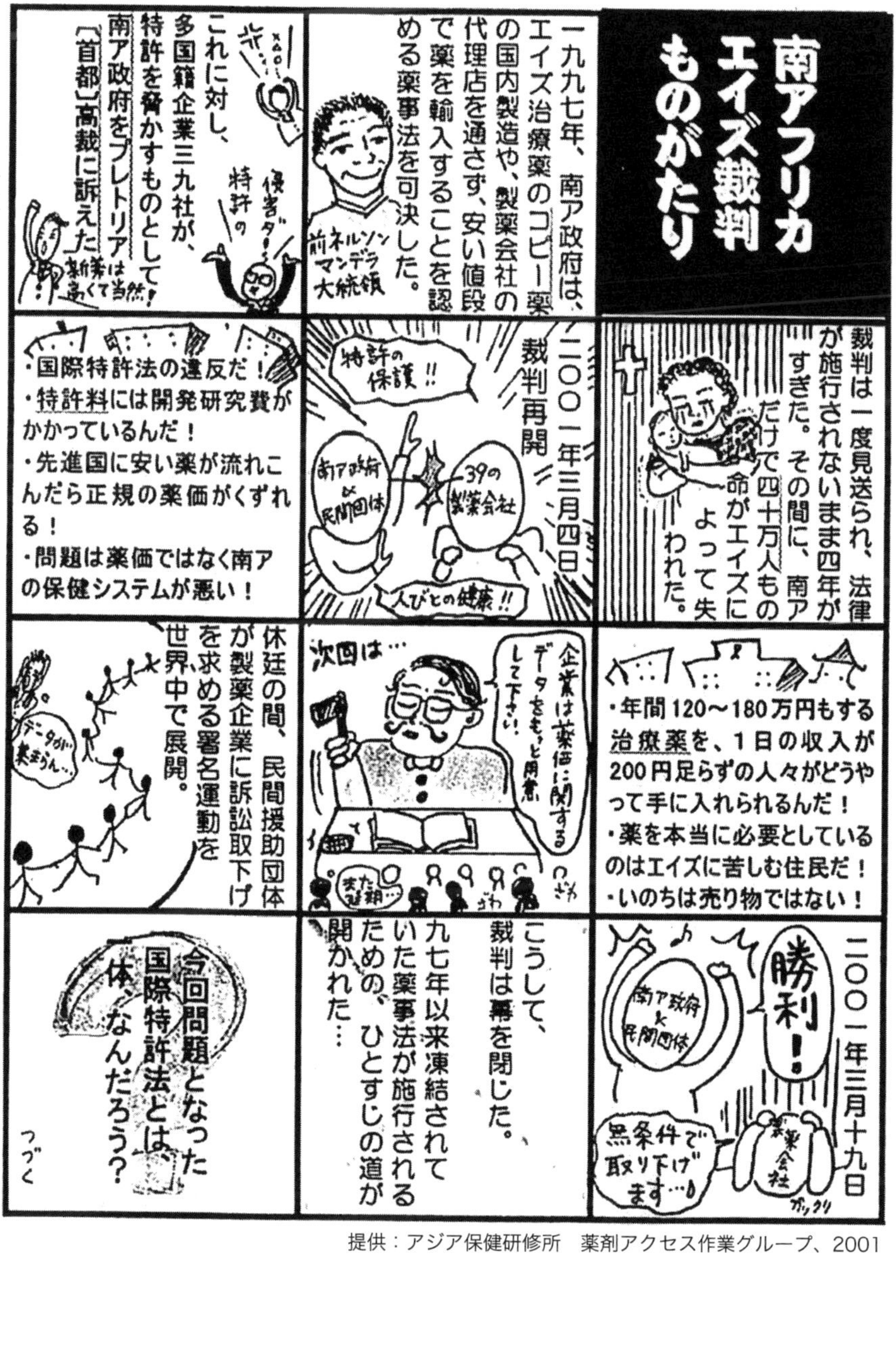
南アフリカ
エイズ裁判
ものがたり
一九九七年、南ア政府は、エイズ治療薬のコピー薬の国内製造や、製薬会社の代理店を通さず、安い値段で薬を輸入することを認める薬事法を可決した。
前ネルソン マンデラ 大統領
これに対し、多国籍企業三九社が、特許を脅かすものとして南ア政府をプレトリア〔首都〕高裁に訴えた
侵害ダ！ 特許の
新薬は高くて当然！
裁判は一度見送られ、法律が施行されないまま四年がすぎた。その間に、南アだけで四十万人もの命がエイズによって失われた。
二〇〇一年三月四日 裁判再開
特許の保護!!
南ア政府 & 民間団体
39の製薬会社
人びとの健康!!
・国際特許法の違反だ！
・特許料には開発研究費がかかっているんだ！
・先進国に安い薬が流れこんだら正規の薬価がくずれる！
・問題は薬価ではなく南アの保健システムが悪い！
・年間120～180万円もする治療薬を、1日の収入が200円足らずの人々がどうやって手に入れられるんだ！
・薬を本当に必要としているのはエイズに苦しむ住民だ！
・いのちは売り物ではない！
次回は…
企業は薬価に関するデータをもっと用意して下さい。
また延期…
ざわ ざわ
休廷の間、民間援助団体が製薬企業に訴訟取下げを求める署名運動を世界中で展開。
データが集まらん…
二〇〇一年三月十九日
勝利！
南ア政府 & 民間団体
無条件で取り下げます…
製薬会社
ガックリ
こうして、裁判は幕を閉じた。九七年以来凍結されていた薬事法が施行されるための、ひとすじの道が開かれた…
今回問題となった国際特許法とは、一体、なんだろう？
つづく

提供：アジア保健研修所　薬剤アクセス作業グループ、2001

の存在が世界中で知られるようになりました。

この署名運動の効果もあって、2001年3月、国際的な市民の圧力をかけられた製薬企業側は訴訟を取り下げ、南アフリカ政府が裁判に勝利しました。さらに11月、WTO理事会で「TRIPS協定は各国が公衆衛生を保護するための措置を採ることを妨げない」という「ドーハ宣言」*が出され、ようやく企業と国ではジェネリック薬品を製造することを妨げられないということが国際的に確認されました。

これによって、1997年以来凍結されていた「薬事法」が施行され、エイズ治療薬の国内製造が可能になりますが、すでに主要な先進国ではエイズ治療薬が導入され、多くの人びとのいのちが救われていました。

妊婦にエイズ治療薬を

国内外の共同した力で、南アフリカ政府が特許権裁判で勝利をした後、「治療行動キャンペーン」は「HIVの母子感染予防」の課題にチャレンジを始めました。HIV陽性の妊婦が子どもにHIVを感染させないためには、A

*「ドーハ宣言」：2001年11月にカタールのドーハでおこなわれた第4回WTO閣僚会議で採択された宣言

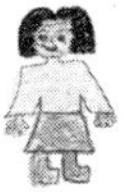

ＺＴ（アジドチミジン）と呼ばれるエイズ治療薬の服薬が効果があることがわかっており、この薬の配布を政府に要求したのです。

２０００年、保健省は母子感染を予防するために各州に２カ所の拠点をつくることを計画として打ち出していたものの、肝心な妊婦に与えるための十分な抗レトロウィルス薬がありませんでした。

当時のムシマン保健大臣は「ＡＺＴは高すぎる」と言い、導入を拒みました。さらに、ムベキ大統領は「ＡＺＴは有毒である」と主張しました。

「治療行動キャンペーン」はこれらの主張が誤りであることを証明するために、科学者や経済学者などからの証言を集め提示しました。しかし、２００1年には、すでに妊産婦の４人に１人がＨＩＶに感染しているという状況だったにもかかわらず政府はなかなかＡＺＴ導入には踏み切りませんでした。

そこで、「治療行動キャンペーン」は、憲法にある「医療を受ける権利」を掲げ、母子感染予防は政府の義務であることを主張し、プレトリアの最高裁判所に南アフリカ政府を提訴しました。２００1年12月、「治療行動キャンペーン」の主張が認められ、政府はＨＩＶ陽性の妊婦にＡＺＴを提供するように判決が下されました。

それでも、南アフリカ政府はＡＺＴ提供を拒み、憲法裁判所に上訴しました。憲法裁判所での審理の日には、「医療を受ける権利」を求め、５０００人もの「治療行動キャンペーン」支持者たちが憲法裁判所の前を、そして南アフリカ全土で何千人もの人びとが行進しました。

２００２年７月５日、憲法裁判所は政府の上訴を棄却、最高裁判所の判決を支持して、「治療行動キャンペーン」の勝訴が確定しました。憲法裁判所は政府に対して、母子感染予防プログラムを全国で展開するように命令し、ＨＩＶ感染者の妊婦全員に対してエイズ治療薬が入手できるように措置することを命じました。

薬が手に入るまでの長い道のり

２００３年には始まる予定だったエイズ治療計画でしたが、政府はまったく実行の意思もなく虚しく、多くの尊いいのちが奪われていきました。その数は一日に６００人にも及びました。

「治療行動キャンペーン」は「市民的不服従キャンペーン」を展開し、すべての治療を必要とする人びとが治療を受けられるように要求しました。

2月14日には、国会のあるケープタウンで、2万人にもおよぶ「自分たちのいのちのために立ち上がろう」というデモ行進を実施しました。しかし、政府は耳を傾けるどころか、エイズ治療薬の導入にまったく関心を示しませんでした。「治療行動キャンペーン」はあきらめることなく、公的なエイズ治療の導入を求めて、アパルトヘイト政権に抵抗した人びとがおこなった不服従運動をまね、「市民的不服従キャンペーン」を展開しました。このとき、この「治療行動キャンペーン」のキャンペーンを支えるために、世界中から南アフリカ政府に対して公的機関でのエイズ治療薬導入による治療プログラムの開始要請書が送られました。日本でも、アフリカ日本協議会（ＡＪＦ）（１３６ページ参照）が中心となって、インターネットを駆使した署名運動が展開されました。

このキャンペーンによって、政府は追い込まれ、ようやく２００４年から「公的医療におけるエイズ治療薬導入」が全国レベルで順次開始されたのです。

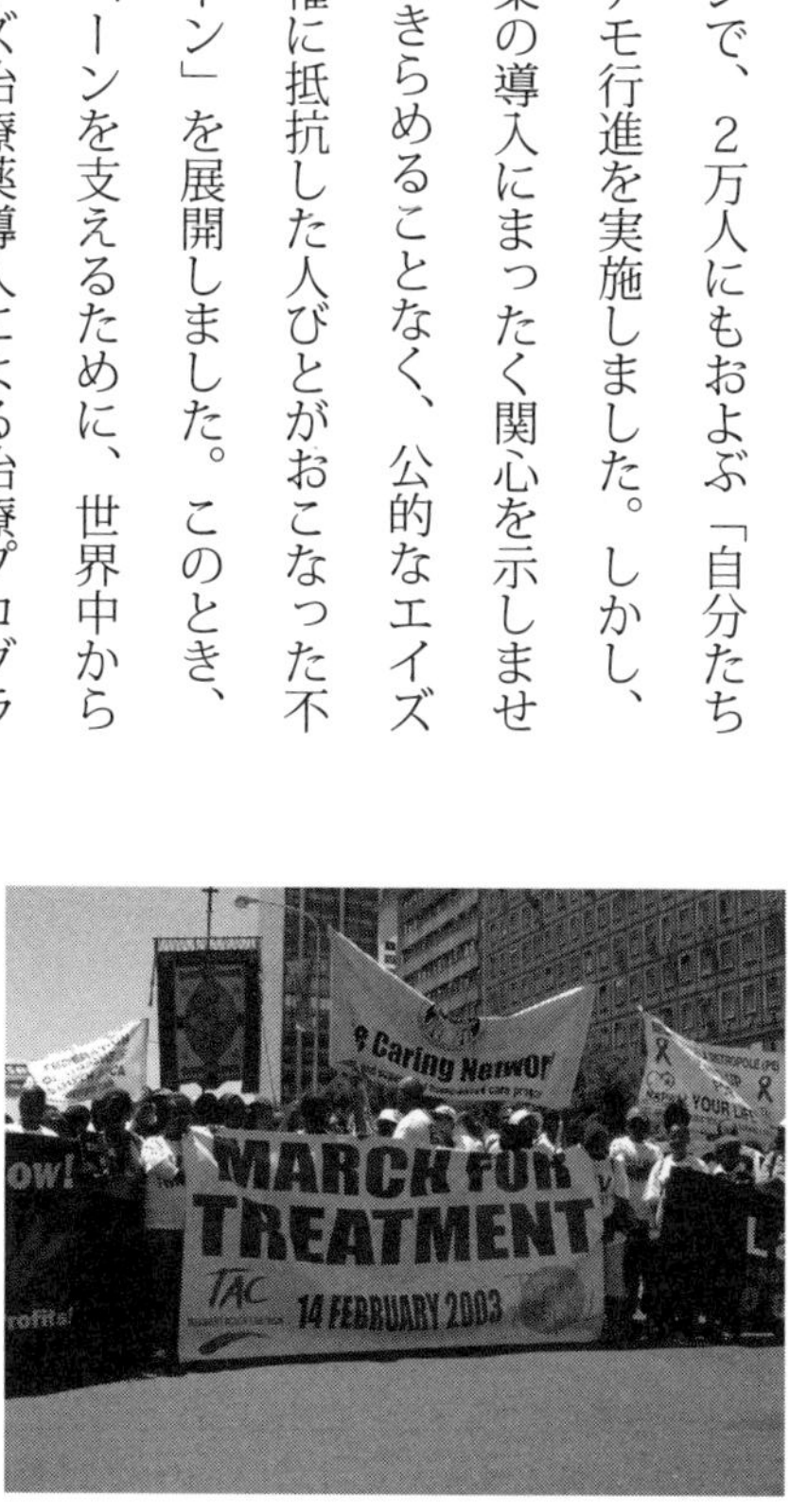

「市民的不服従キャンペーン」治療を求めてデモ行進するＴＡＣメンバーたち（提供：牧野久美子）

公的にエイズ治療薬が配布されるまでの間、経済的に余裕のあるＨＩＶ感染者は自費で治療を受けましたが、多くの貧しい人びとは成す術もないままでした。

おなじ時期、南アフリカの隣国ボツワナやナミビアでもＨＩＶ感染は広がっていました。しかし、この２つの国では、すでに母子感染予防プログラムやエイズ治療薬の導入を開始していたのです。

下の表を見てください。ハーバード大学公衆衛生大学院の研究者たちは、２０００年から05年に失われた33万人ものＨＩＶ感染者の尊いいのちは、政府の治療プログラム導入の遅れによるものだとして指摘しています＊。

南アフリカも２００１年には、導入が可能であったこと、もしエイズ治療薬の導入を開始していれば２２０万人のＨＩＶ感染者のいのちが救われ、母子感染予防プログラムを早急に開始していれば１６０万人ものいのちが失われずにすんだだろうとも推定されています。

2005年時点での母子感染予防およびエイズ治療薬の普及率比較

	母子感染予防 普及率	エイズ治療薬 普及率
南アフリカ	30%	23%
ボツワナ・ナミビア	70%	85%

JAIDS,2008を基に筆者作成

＊「エイズ・ジャーナル」２００８年11月号、The Journal of Acquired Immune Deficiency Syndrome (JAIDS) November 2008

救われた大切ないのち

２００５年９月、「治療行動キャンペーン」の地道な活動の恩恵を受け、ようやくリンポポ州にもエイズ治療薬が導入され、薬の恩恵を受けて元気に暮らしている人びとがたくさんいます。

マーガレットは２０００年にエイズ発症と思われる症状が出ていながらも、「誰かにのろいをかけられたんだ」と思い込み、ずっと教会で入手できる民間療法を頼っていました。そのころ、夫のウィルソンにも症状がでてきたため見かねた地域のボランティアたちが、２００４年にマーガレットにＨＩＶ抗体検査を受けるように説得しました。検査の結果は陽性でした。

ボランティアたちから十分なエイズ教育を受けていた彼女は、冷静にＨＩＶ感染の事実を受け止めることができました。その後、夫にも感染の事実を告げ、検査を受けることを勧めました。夫もＨＩＶに感染していることがわかりました。

私が、彼らに出会ったのは、ちょうどそのころでした。当時はすっかりやせ細っていた彼らも、２００５年からはエイズ治療薬の服薬を開始し、体重も戻り、ふっくらと元気になりました。薬を毎日同じ時間にきちんと飲み続けることは、決して簡単なことではありません。しかし、彼らはお互いに協力しあいながら、服薬を継続し、孫たちに囲まれながら幸せに暮らしています。

このように「治療行動キャンペーン」の取り組みによって、全国的な母子感染予防やエイズ治療プログラムが実施されるようになり、多くのいのちが救われましたが、この長い闘いの間に、多くの大切ないのちが奪われてしまったことも、私たちは忘れてはなりません。

人びとのいのちを救った市民社会運動

「治療行動キャンペーン」はエイズという課題を「人権」を武器にして、国境を越えた非暴力による「市民社会運動」を展開し、南アフリカのエイズ政策や世界の人びとのいのちよりも経済を優先した政策を変革していったのです。グローバリゼーションによる負の面もたくさんありますが、今や国境

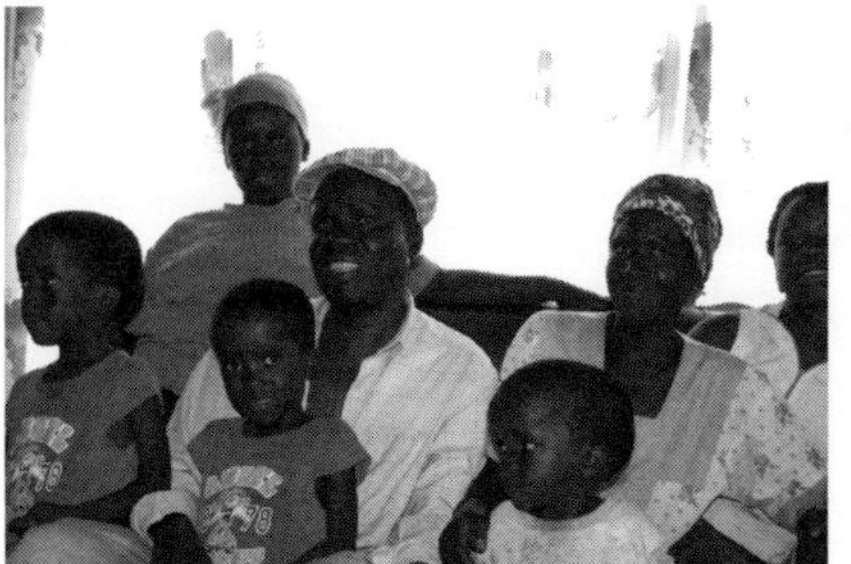

エイズ治療薬の服薬を開始し、孫たちにかこまれながら元気に暮らすウィルソンとマーガレット

を越えて、人類が直面している問題に取り組むことも可能であることを「治療行動キャンペーン」は教えてくれました。

「治療行動キャンペーン」の活躍は、ノーベル平和賞を受賞したマンデラ元大統領やツツ司教からも賛嘆されています。「治療行動キャンペーン」はこれらまでの実績が認められ、２００４年にはノーベル平和賞にノミネートされています。２００６年8月30日付けのニューヨーク・タイムズ紙では、「治療行動キャンペーン」は「世界でもっとも効果的なエイズの活動をしているグループ」と紹介されました。

「治療行動キャンペーン」はＨＩＶと共に生きる人びとの医療を受ける権利を守るために、ときには政府と協力したり、時には政府と対峙したりしながら地道な活動を続けてきました。新規感染者を50％減少させること、エイズ治療薬を必要としている80％のＨＩＶ感染者まで治療が届くようにすることなどを約束している「２００７年から２０１１年までのエイズおよび性感染症に関する国家戦略計画＊」の草案策定にも関わっています。

南アフリカのエイズの脅威はまだ消え去っていません。「治療行動キャンペーン」の活動を支えている人びとのほとんどは、貧困層であり、女性であ

＊HIV and AIDS and STI Strategic Plan for South Africa 2007-2011,12 March 2007

り、またＨＩＶ感染者です。この無名の庶民たちの献身的な運動によって、「治療行動キャンペーン」はこれまで1つひとつの問題を乗り越えてきました。そして今でも、ＨＩＶと共に生きる人びとが尊厳を持って生きるために、そして公的な医療機関を通して効果的な治療を受けられるために、草の根の人びとと、そして世界と連携しながら、闘いを続けているのです。

南アフリカ政府のエイズ政策の転換

２００8年9月以降、南アフリカのエイズ政策は大きな転換を迎えています。「エイズ否認主義」を唱え続けたターボ・ムベキ大統領は、アフリカ民族会議執行部の要求を受けて大統領を辞任し、のちにマント・ムシマン保健大臣も罷免《ひめん》されるにいたりました。

２００9年4月、アパルトヘイトが撤廃されてから4回目の国民議会選挙がおこなわれ、ジェイコブ・ズマが新大統領に就任しました。10月には全国州議会でおこなった大統領スピーチで、南アフリカにおけるエイズの流行を阻止するビジョンを発表し、新政権誕生によって、南アフリカは「エイズ否認主義」から完全に脱却することができたのです。さらに12月1日の世界エイズデーでは、ズマ大統領が国内のＨＩＶに感染している女性と子どもたちの治療への普遍的アクセス達成と子どもの新規感染予防に取り組んでいく決意を表明するなど、南アフリカのエイズの課題に果敢に取り組んでいく姿勢がうかがえます。

エイズと社会保障

南アフリカ政府には7種類の社会保障手当*があり、ＨＩＶ感染者やエイズ患者が受給できるものとして障がい者手当*があります。２０００年には60万人が受給していたこの手当ては２００７年には１４０万人に増えており、約半数がＨＩＶ感染者・エイズ患者が占めています。しかし、すべてのＨＩＶ感染者・エイズ患者が受けとれるわけではなく、ＣＤ４カウント（82ページ参照）が２００以下の人だけが対象になっており、いったん受給してもＣＤ４カウントが２００以上に向上した段階で、この手当が打ち切られてしまうことがあります。そのためにせっかくエイズ治療薬を服薬し、体調がよく

＊社会保障手当：障がい者手当、退役軍人手当、養子扶養手当、障がい児手当、児童扶養手当、障がい者扶養手当、高齢者年金手当

＊障がい者手当：女性であれば18～59歳、男性であれば18～63歳、年収は未婚のばあい２９１１２ランド（約35万円）、既婚のばあい５８２２４ランド（約70万円）以下であること。月額１０１０ランド(約1万２０００円)支給される。

なっても、家族が食べていくために手当を打ち切られないように服薬を中止してしまう人もいます。結局、背景にある「貧困」という課題も同時に解決していかなければ、薬があるだけでは、エイズの脅威を乗り越えることはできません。

第7章
世界はどんな取り組みをしているか

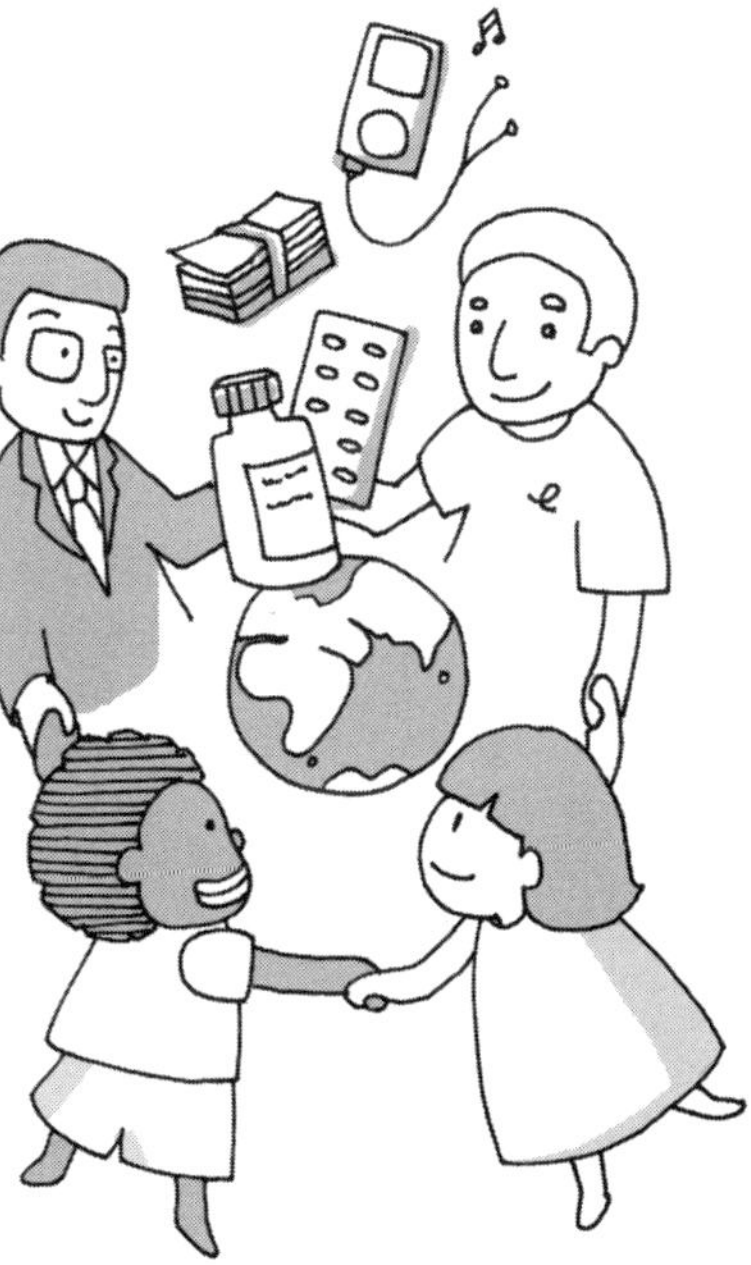

人間の安全保障としてのエイズ

「人間の安全保障」という言葉を知っていますか？

米ソの冷戦*が終わった後、地球上では人、モノ、金、そして情報などが国境を越えて移動するようになりました。それだけではなく、武器や薬物、そして感染症なども国境を越え広がりました。深刻化する地球温暖化もその1つです。

このように国境を越えた地球規模の課題が目に見えるようになり、これまでの国家の枠組みのなかで国境や国民を守るという従来の「国家の安全保障」だけでは、対応が不可能になってきました。そこで「国家の安全保障」と対比される概念として、1994年に「国連開発計画」（UNDP）*の「人間開発報告書」で提唱されたのが「人間の安全保障」の考え方です。

「人間の安全保障」とは、「人間の生存・生活・尊厳に対する広範かつ深刻な脅威から人びとを守り、人びとの豊かな可能性を実現するために、人間中心の視点を重視する取り組みを統合し強化しようとする考え方」を指しま

＊米ソ冷戦：第二次世界大戦後の世界を二分した、アメリカ合衆国を中心とする資本主義・自由主義と、ソビエト連邦を中心とする共産主義・社会主義との対立構造。

＊「国連開発計画」（UNDP）：United Nations Development Programme、途上国の開発とそれに対する援助のための国連補助機関。毎年各国の開発進捗状況をまとめた「人間界発報告書」が出版されている。

す。

「人間開発報告書」では、「人間の安全保障」による7つの領域についての「安全保障」が掲げられています。

①経済的安全保障（たとえば、貧困の解放）
②食糧安全保障（食糧へのアクセス）
③健康の安全保障（医療へのアクセス、疾病からの保護）
④環境安全保障（環境破壊や資源枯渇からの自由）
⑤身体的安全保障（拷問、戦争、犯罪などからの身体的安全）
⑥共同体の安全保障（伝統文化とエスニック集団*の存続）
⑦政治的安全保障（市民的政治的自由の享受、政治的抑圧からの解放）

驚くことに、この報告書では、当時（１９９４年）すでに世界で１５００万人も存在していたＨＩＶ感染者が、６年後の２０００年には、４０００万人に到達するであろうと予測されていました。

エイズは個々人の病気であるだけではなく、家庭、地域、そして国家までも影響を与える社会的病気です。今、アフリカでエイズが流行している状況は、アフリカの人びとの生存、生命尊厳に対する脅威です。「人間の安全保

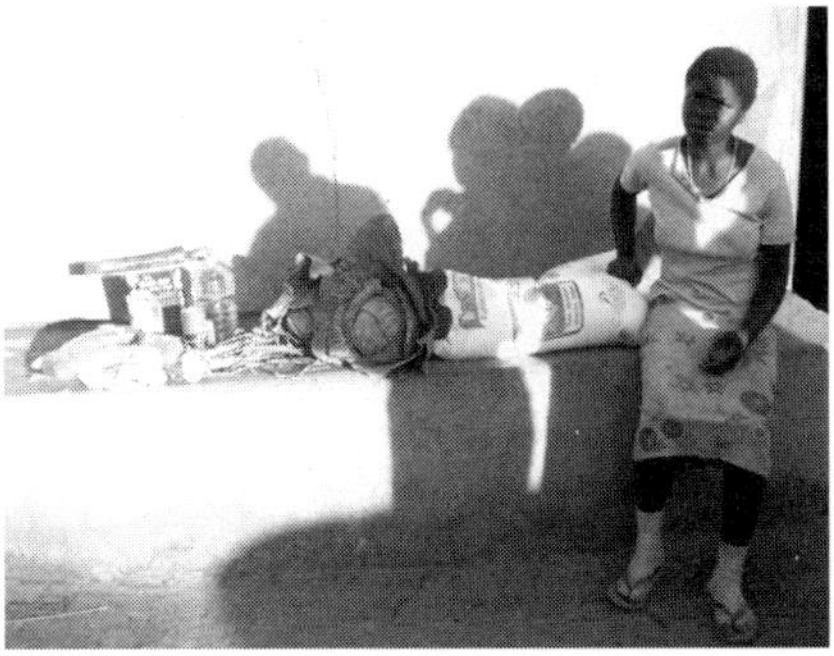
親をエイズでなくし子どもたちだけで暮らしている家庭に食料を届けたときの様子

＊エスニック集団：同族意識をもち、同種の文化・伝統・慣習を有する人間の集団。必ずしも統一された政治的共同体を形成しているわけではない。

障」の視点からエイズを見たばあい、単に人びとがＨＩＶを予防するだけではなく、エイズによって生じるさまざまな地域の課題に対処できるようにしていかなければいけません。

たとえば、失業率が高い農村地域からはたくさんの人たちが出稼ぎに出ます。その出稼ぎに行かなければいけない生活の実態を改善すること（地場産業の創出・強化）、出稼ぎ先でＨＩＶに感染しないような知識を身につける教育、ＨＩＶに感染した出稼ぎ労働者が戻ってきたときの地域の受け入れ体制の確立など、その地域によって強化しなければいけない課題は異なります。

期待される日本のリーダーシップ

この「人間の安全保障」の取り組みに、日本は重要なリーダーシップを発揮してきました。１９９８年12月、当時の小渕総理がハノイで「アジアの明るい未来の創造に向けて」という政策演説をおこない、日本の外交の中に明確に「人間の安全保障」という視点を位置づけ、さらに国連に「人間の安全

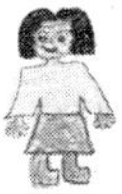

保障基金」を設立することを提案しました。

この提案を受け、１９９９年3月には、日本政府は約5億円を拠出し、国連に「人間の安全保障基金」が設置されました。この基金は人間の安全保障の理念を実現するために、国連関係国際機関に拠出され、各国・地域で活動するＮＧＯなどと協力し、貧困・環境破壊・紛争・地雷・難民問題・麻薬・ＨＩＶ／エイズを含む感染症などの国際社会が直面する課題の解決に取り組んできています。

世界基金の誕生

もう1つ、日本が大きな役割を果たしたのが「世界基金」の設立でした。これは、とくに国境を越えて拡大し、世界の貧困層の経済や生活を脅かしている三大感染症であるエイズ、結核、そしてマラリアへの対策を講じるための基金です。

日本政府は、２０００年7月に開催されたＧ８*（九州・沖縄サミット）で、議長国としてエイズ、結核、マラリア等の感染症の問題を、途上国の開発に

人間の安全保障基金　日本の拠出実績

1999年度	基金設置、約5億円（約463万ドル）を拠出 コソボ復興難民帰還および東ティモール復興支援のため約66億円（約5,505万ドル）を拠出
2000年度	25億円（約2381万ドル）追加拠出 約15億円（約1,448万ドル）追加拠出
2001年度	約77億円（約7216万ドル）追加拠出
2002年度	約40億円（約3279万ドル）追加拠出
2003年度	約30億円（約2459万ドル）追加拠出
2004年度	約30億円（約2727万ドル）追加拠出
2005年度	約27億円（約2495万ドル）追加拠出
2006年度	約20億円（約1801万ドル）追加拠出

＊実施案件　計170件以上

出典：「人間の安全保障基金　2007」外務省

＊G8：日本、ドイツ、イギリス、アメリカ合衆国、フランス、イタリア、カナダ、ロシアの主要8カ国首脳会議。

関するもっとも重要な課題の1つとして取り上げました。

そして、12月には、「感染症対策沖縄国際会議」を開催し、G8および非G8国を含めた各国、国際機関、NGOなども参加し、国際社会に感染症対策に取り組む緊急性を訴えました。

2001年4月には、コフィ・アナン国連事務総長（当時）が世界規模の基金の設立を呼びかけ、同年6月の国連エイズ特別総会で、基金設立への支持が宣言され、7月に開催されたジェノバ・サミットでは、G8諸国による資金支援が決定されました。この基金では、予防のみではなく感染者の治療とケアも重視することが約束されました。

各国で基金の運用をおこなう協議会である国別調整メカニズム（CCM）*には必ずHIV感染者団体など、市民社会側の代表を一定数参加させることが明記されたこともとても画期的でした。2002年1月に、「世界基金」の事務局が設立され、2010年2月現在、144カ国が資金援助を受けています。

この基金は政府のみならず、企業、財団、個人からも寄付を受け付けており、マイクロソフトの創業者であるビル・ゲイツなども大きな拠出者の1人

＊CCM：Country Coodinating Mechanism の略。

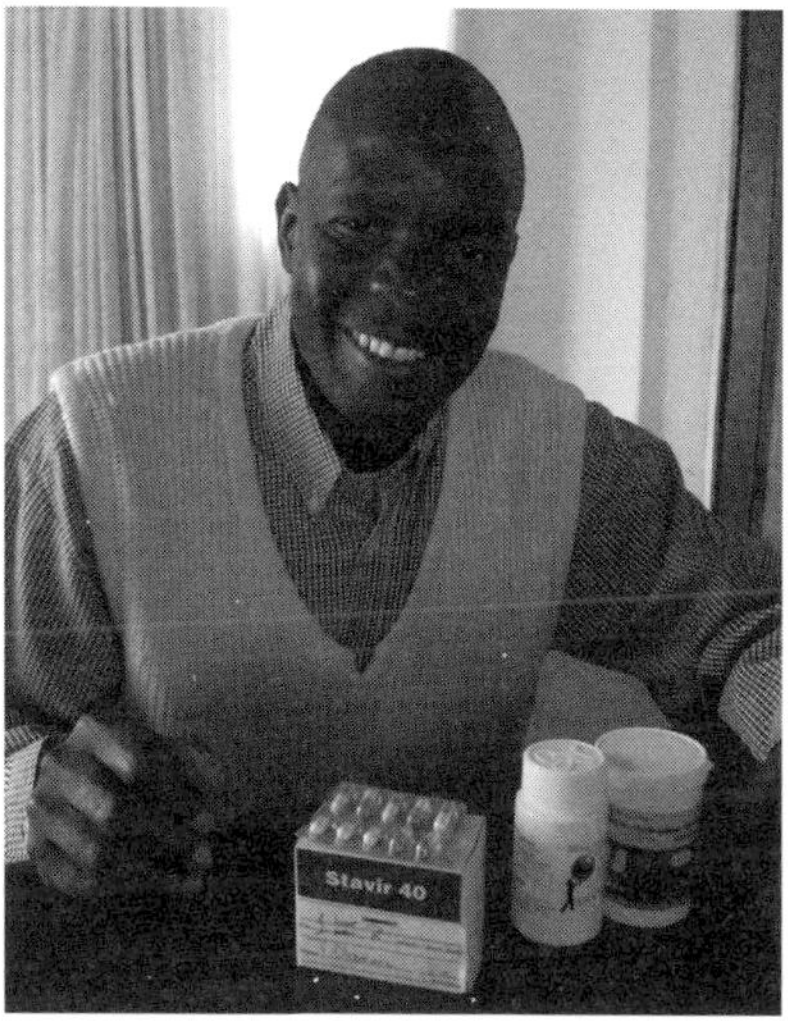

HIVに感染していることがわかってから半年以上も待ち、ようやくエイズ治療薬を手にすることができ、満面の笑顔で報告をしているトーマス

世界エイズデーのイベントで、「私の体の中にはHIVが存在しています。そして私はそのことを受け入れています」と自らの受けた差別や偏見などの体験を話しながら、予防の大切さを村人たちに力強く語りかけるクリスティーナ

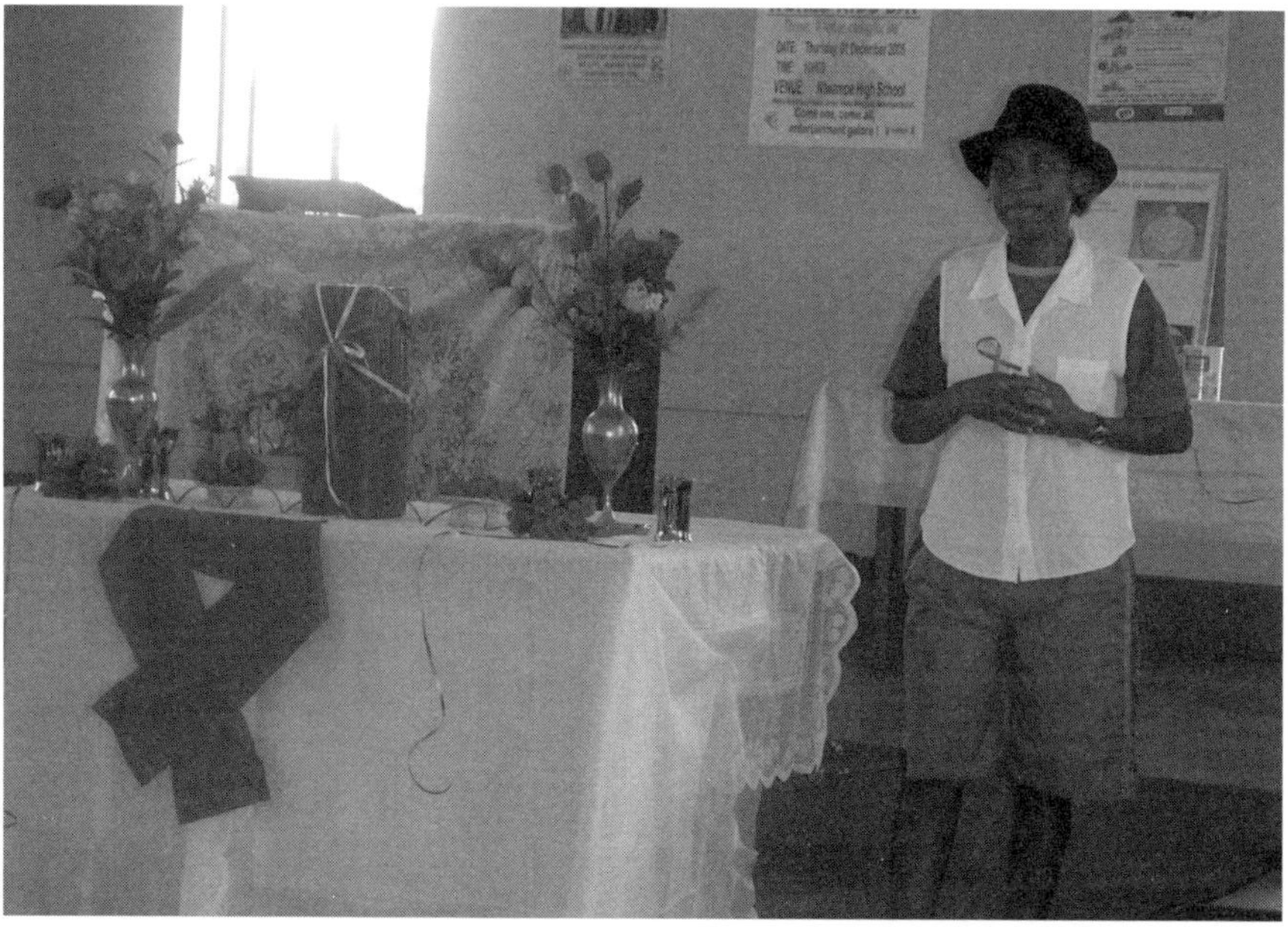

です。

「世界基金」の2010年の成果レポート*によると、この「世界基金」によって250万人がエイズ治療薬を受けられるようになり、600万人の結核患者がDOTS療法（直接服薬確認療法*）で治療を受けられるようになり、マラリア対策では、1億400万張の蚊帳が配布され、1億800万人に抗マラリア治療薬が提供されたと報告されています。これによって、490万人の尊い命が救われたと推定されています（2009年末時点）。

エイズにおいては、世界で費やされるエイズ対策費用の23％が世界基金でまかなわれています。2015年までに包括的なエイズ予防、ケア、サポートおよび治療を達成するために、2010年から2015年までの間に、毎年280億ドルから500億ドルが必要だとされています。

世界が合意したミレニアム開発目標（MDGs）

「人間の安全保障」という言葉と並んで、よく耳にする「ミレニアム開発目標」（MDGs*）という言葉があります。

＊ The Global Fund Innovation and Impact,The Global Fund,2010

＊DOTS療法：6～8カ月間で治療が完了する短期で有効な化学療法で、患者が薬を確実に服用していることを確認しながら治療を進める治療法。

＊MDGs：Millennium Development Goals

２０００年９月、１８９カ国が一堂に会した史上最大の国家首脳会合である「国連ミレニアム・サミット」がニューヨークで開かれ、ミレニアム宣言」が採択されました。このミレニアム宣言では、21世紀の国際社会の目標＊と21世紀の国連の役割に関する明確な方向性が提示されました。

この国連の「ミレニアム宣言」と、１９９０年代に開催された主要な国際会議やサミットで採択された「国際開発目標」を統合し、国際社会の共通の枠組みとしてまとめられたものが、「ミレニアム開発目標」（MDGs）と呼ばれるものです。「ミレニアム開発目標」は、２０１５年までに達成すべき、つぎの８つの目標を掲げました。

①極度の貧困と飢餓の撲滅
②普遍的初等教育の達成
③ジェンダーの平等の推進と女性の地位向上
④乳幼児死亡率の削減
⑤妊産婦の健康の改善
⑥エイズ、マラリアおよびその他の疾病の蔓延防止
⑦持続可能な環境の確保

＊ミレニアム開発目標：21世紀の国際社会の目標。平和と安全、開発と貧困、環境、人権、保健医療などが国際社会の課題として討議された。

⑧開発のためのグローバル・パートナーシップの推進

とくに、目標⑥のエイズについては、「2015年までにエイズの蔓延を阻止し、その後減少させる」「2010年までにエイズの治療への普遍的アクセスを実現する」という目標が立てられ、具体的な指標が掲げられました。

「ミレニアム宣言」の採択から5年目の2005年9月には、フォローアップとして、170カ国以上の元首・首脳による国連特別首脳会合（ミレニアム＋5サミット）が開催され、中間評価がおこなわれました。世界で一番多くのＨＩＶ感染者を抱えている南アフリカがどれだけの成果を挙げたかが注目されました。

エイズ治療薬提供においては、一定の成果が見られましたが、残念ながら、下の表にあるようにＨＩＶ感染率および感染者数、エイズ孤児の数は増加しているのが現状です。しかし、新政権誕生後の大統領スピーチでは、2011年までに、新規ＨＩＶ感染件数を半減することを明言するなど、エイズの課題に果敢に取り組んでいく決意がうかがえます。

南アフリカ共和国のHIV感染／エイズ患者推定数（2001年、2007年比較）

	2001年	2007年
全人口	4480万人	4,850万人
HIV感染者数（成人＋子ども）	470万人	570万人
HIV感染率（全人口）	10.5%	12.9%
HIV感染率（成人15-49歳）	16.9%	18.9%
HIV感染数（成人　15歳＋）	460万人	540万人
HIV感染数（女性　15歳＋）	270万人	320万人
HIV感染率（子ども　0-14歳）	15万人	28万人
エイズによる死亡者数	18万人	35万人
エイズで親を亡くした子ども（0-17歳）	40万人	140万人

出典：Epidemiological Fact Sheet on HIV and AIDS, 2008 (UNAIDS)

しかし、目標の達成と同時に、ただ数を追うだけではなく、人びとがエイズの脅威から脱し、本当の笑顔を取り戻すことができるようになるような地域づくり、社会づくりがとても大切です。

国際機関の取り組み

1981年にエイズ患者が発見されてから、四半世紀が経ちましたが、どのような国際機関が、どのような取り組みをしてきたのでしょうか。

世界保健機構*（WHO）

2003年12月、WHOはエイズの分野においては、2005年までに300万人にエイズ治療を提供することを目指すと発表しました。WHOが積極的なジェネリック薬使用を推奨し、HIV抗体検査および治療体制などの基本的な医療基盤の整備を進めると同時に、途上国でもエイズ治療が普及するためのガイドラインを作成し、このことは、多くの途上国の感染者を勇気づけています。

＊WHO：World Health Organization「世界保健憲章」（1946年、国際保健会議で採択）を基に48年に設立された保健を専門とする機関。193の国と地域が加盟。憲章第一条「すべての人びとが可能な最高の健康水準に達すること」を目的に活動している。

国連児童基金（ユニセフ）*

２００５年、エイズは大人だけの問題ではないことを訴えた「子どもたちのためにエイズと闘おう」を合言葉に、「子どもとエイズ」世界キャンペーンを開始しました。

このキャンペーンは、

①２０１０年までに、ＨＩＶに感染している妊産婦の80％にＨＩＶ母子感染予防ケアを提供することを目標にした「ＨＩＶ母子感染の予防」

②２０１０年までに、治療を必要とする子どもの80％が治療を受けられるようにすることを目標にした「ＨＩＶに感染した子どもの治療」

③２０１０年までに、世界的にＨＩＶに感染する若者の数を25％減らすことを目標にした「青少年のＨＩＶ感染予防」

④２０１０年までに、もっとも支援を必要としている子どもたちの80％に支援の手を届けることを目標にした「過酷な状況にある子どもたちの保護」

この４つの世界キャンペーンを中心に活動をおこなっています。

このようにＷＨＯ、ユニセフ、国連開発計画（ＵＮＤＰ）、世界銀行などがそれぞれの分野でエイズの課題に取り組んできましたが、１９９０年代に

＊国連児童基金（ユニセフ）：UNICEF ＝ United Nations Children's Fund。第１回国連総会（１９４６年）で、第2次世界大戦争で荒廃したヨーロッパの児童に対する緊急援助を目的として設立。50年代からは、途上国や被災地の児童に対する援助機関として活動。アフリカを中心に約１６０カ国で活動を展開している。１９９５年、２００１年には業績を評価されノーベル平和賞を受賞。約３５０の現地事務所がある。①子どもの生存と発達（緊急時を含む保健・栄養、水・衛生プログラム支援や、家族から政策レベルの全レベルでの母子ケア）、②基礎教育と男女間の平等（就学前教育、女子教育の強化、緊急時教育）、③ＨＩＶ／エイズ（子どもに焦点を当てた感染予防、治療、エイズ孤児対策）、④子どもの保護（暴力、搾取、虐待の予防と対策）、⑤政策提言とパートナーシップ（子どもを中心においた政策立案・実施のための支援）。

入ると、エイズが単なる病気ではなく、国際社会に大きな影響を及ぼすことが知られ始め、保健衛生、医療・治療の枠を超えた、国際機関間の協力体制を作り上げることが必要であるという合意ができ上がりました。

「国連合同エイズ計画」*（UNAIDS）

１９９４年7月、国連経済社会理事会で、５つの国連機関と世界銀行が共同スポンサーになって「国連合同エイズ計画」（ＵＮＡＩＤＳ）を設置することが決定され、１９９６年1月、正式に発足しました。

「国連合同エイズ計画」は、あくまでも共同スポンサーが提供する資金を配分したり、それぞれの関係団体の専門性やネットワークを調整したり、強化する役割を担う機関で、途上国で具体的なプロジェクトを実施することはありませんが、「２０１０年までに、ＨＩＶ治療・予防・ケアへのユニバーサル・アクセスを実現する」という目標に向けて、世界の取り組みを強化・推進する中心的な役割を担っています。この目標が掲げられたことで、世界中のＨＩＶ感染者やエイズに取り組むＮＧＯはとても勇気づけられました。

この「ユニバーサル・アクセス」とは、必要な人であれば、だれでもどこでも、ＨＩＶ／エイズの予防・治療・ケアのサービスを受けられるという意

＊「国連合同エイズ計画」：Joint United Nations Programme on HIV/AIDS。発足後、さらに5つの国連機関が共同スポンサーとなり、現在は10の共同スポンサーで運営されている。

味ですが、２００７年末時点で、いまだエイズによる死亡者が２００万人を超えている状況であり、さらに資金不足が目標達成を阻《はば》んでいるのが現状です。

２００７年末まで、世界はＨＩＶの予防とエイズの治療に約１００億ドルを投じました。以前に比べれば額は増えていますが、世界には３３００万人を超えるＨＩＶ感染者がいます。そして、途上国において治療を受けることができたのは、わずか３００万人。アフリカの南部地域に住む多くのＨＩＶ感染者は治療を受けられずにいるのです。

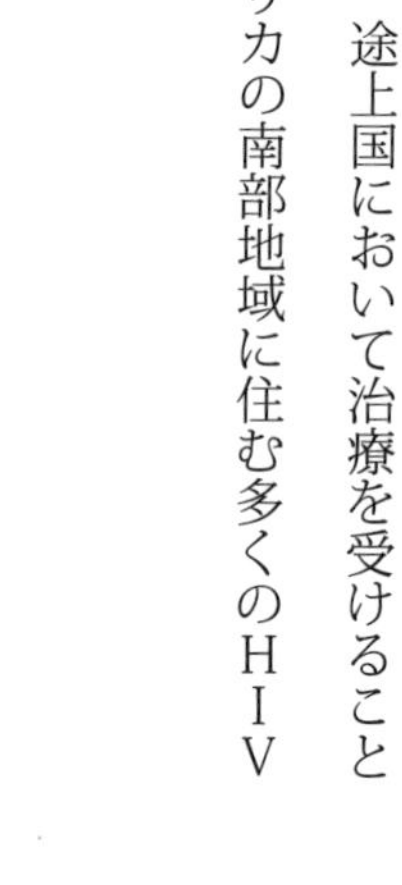

レッドリボンのシンボルマーク。アメリカでエイズが社会的な問題となってきた１９８０年代の終わりごろから、ＨＩＶ感染者、エイズ患者に対して偏見をもっていない、差別をしないというメッセージを表現する方法として、身につけるようになった。ＵＮＡＩＤＳ（国連合同エイズ計画）のシンボルマークとしても採用されている。

企業の社会的責任

最近、「ＣＳＲ」という言葉をよく聞くようになりました。「ＣＳＲ」とは"Corporate Social Responsibility"の頭文字をとったもので、日本語では「企業の社会的責任」と訳されています。

一般的には、「企業が社会的責任を果たし、法令順守、倫理的行動、環境配慮などを意識した取り組みによって、あらゆる利害関係者、たとえば消費者、従業員、投資家などの満足を高めること」という意味で使われています。

南アフリカでは、働き盛りの若い年代がＨＩＶに感染し、エイズ治療薬を服用する前に死亡してしまうという事態が放置されてきました。多くの企業が熟練従業員を失ってしまうことで生産性が低下し、国全体の経済活動が停滞してしまうという深刻な状態を招きました。従業員の感染予防や早期発見・早期治療を促すことは、企業にとっても地域にとっても、社会的にとても重要な課題なのです。そこで、多くの多国籍企業が、１９９０年代半ばより、この職場におけるエイズの課題に取り組んできました。ここでは、南アフリカで実績のある日本企業のトヨタの事例を紹介します。

「南アフリカトヨタ」の活動

日本企業であるトヨタは、南アフリカのダーバンに大規模な工場があり、1万人弱を雇用し、年間14万台の自動車を製造しています。南アフリカにおけるエイズの拡大は、この工場にも大きな影響を及ぼしてきました。年間約１００名が病気によって就業困難もしくは死亡しており、その多くはエイズであると推定されています。また、従業員1万人の内の約1割がＨＩＶ感染者と推定され、従業員の健康状態が生産性に大きな打撃を与えることが憂慮されていました。

社内で職業訓練を受けて、熟練工に育てても、病気で働くことができなくなり、死亡してしまうのでは、企業にとっても、個人にとっても悲劇的なことです。

このような事態に直面してトヨタは、1993年から工場でのエイズ対策に取り組み始めました。

工場でのプログラムは、産業医や看護師、ソーシャルワーカー、エイズ・プログラムの専門家などの10名で取り組まれ、新たに感染者を増やさないこと、すでにＨＩＶに感染している従業員には適切な治療やケアを提供することと、この2点を目的にして運営されています。プログラムの内容は、従業員向けのエイズ教育や、自発的なＨＩＶ抗体検査の受診の促進、またＨＩＶに感染した従業員の治療・ケアを提供しています。またエイズという病気の特徴として、従業員だけではなく家族のケアも必要であるため、家族も地域の医療施設で検査や治療を受けられるように紹介するなど、従業員の居住する地域に対する活動もおこなっています。

「南アフリカトヨタ」のエイズ対策

従業員向けエイズ教育	・パンフレットやポスターを使っての予防啓発 ・従業員の中から育成されたピア・エジュケーター（同じ立場にある仲間同士で教育をする人）によるワークショップ
自発的な HIV 抗体検査受検促進	・企業内クリニックでの検査およびカウンセリングの提供
エイズ治療およびケアの提供	・従業員並びに家族に対しての影響指導や免疫を維持するための補助食品の配布 ・企業内クリニックでエイズ治療薬配布（政府供給） ・HIV 陽性従業員の健康モニタリング
地域社会への貢献	・従業員の多くが住む地域で活動する NGO との連携で地域におけるエイズ予防啓発を実施（エイズ孤児センターにボランティア派遣や食料支援、休職中の従業員への保健ボランティアの訪問連携、イベント開催など） ・コンドーム使用促進教育及び無料配布

参考：「地球規模感染症と企業の社会的責任」を基に筆者作成

「プロダクト（RED）」の仕組み

もう1つの事例は、２００６年に開始されたグローバル企業共同事業の「プロダクト（ＲＥＤ）*」です。赤い色をした共通のブランド商品を開発し、世界約60カ国で販売し、その収益の一部を「世界基金」に寄付をするという仕組みです。日本でも、ナイキの赤いシューレースやＧＡＰの赤いＴシャツ、アップル・コンピュータの赤いiPodなどが販売されているので、みなさんも目にしたことがあると思います。製品ではありませんが、イギリスの医学誌『The Lancet』は、表紙を真っ赤に塗った「エイズ特集号」（２００６年）を発行したことがあります。

これまで12の企業が参加し、２００９年11月までに約1億４０００万ドル（約14億円）が「世界基金」に寄付をされ、アフリカのエイズプロジェクト支援に活用され、約４００万人の人が支援を受けることができました。

おもな支援内容

・11万人以上のＨＩＶ感染者にエイズ治療薬を提供
・３４０万人以上にＨＩＶ抗体検査・カウンセリングを実施
・ＨＩＶに感染した妊婦７万人以上へ母子感染予防のための治療を提供

プロダクト (RED) の仕組み

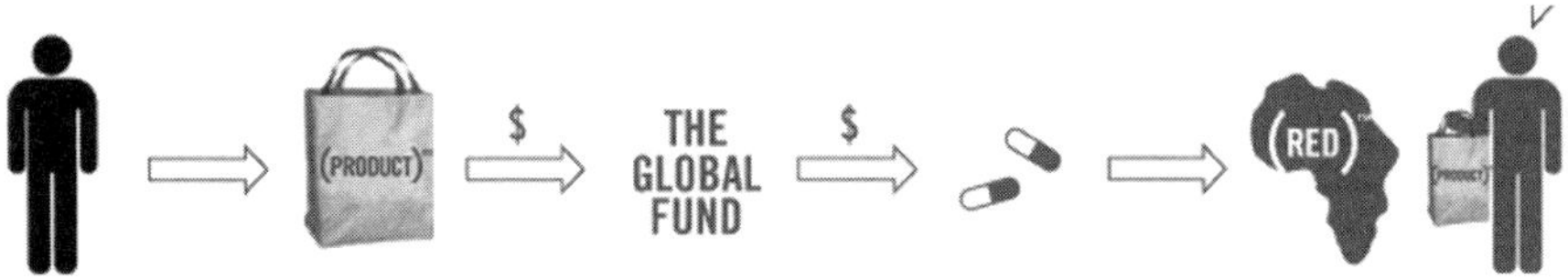
$
(PRODUCT)
THE GLOBAL FUND
(RED)
消費者
プロダクト（RED）を購入
収益の一部が世界基金に寄付
エイズ治療薬など
アフリカのエイズプログラム支援へ

http://www.jcie.or.jp/fgfj/productred/index.html#m02 より

・医療施設への資金支援、医療従事者の育成やエイズ孤児のケア支援

このようなグローバル企業の取り組みは、画期的で、消費者にアフリカのエイズについて考えてもらうきっかけにもなりました。しかし、一部の団体やメディアは、寄付総額に対してキャンペーン費用に多額を投じていることと、また販売促進を通した企業の経済的利益と国際協力を直接結び付けたことに対して、消費を促さなくても直接支援ができたのではないか、という疑問の声も上がりました。

第8章
日本の私たちにできること

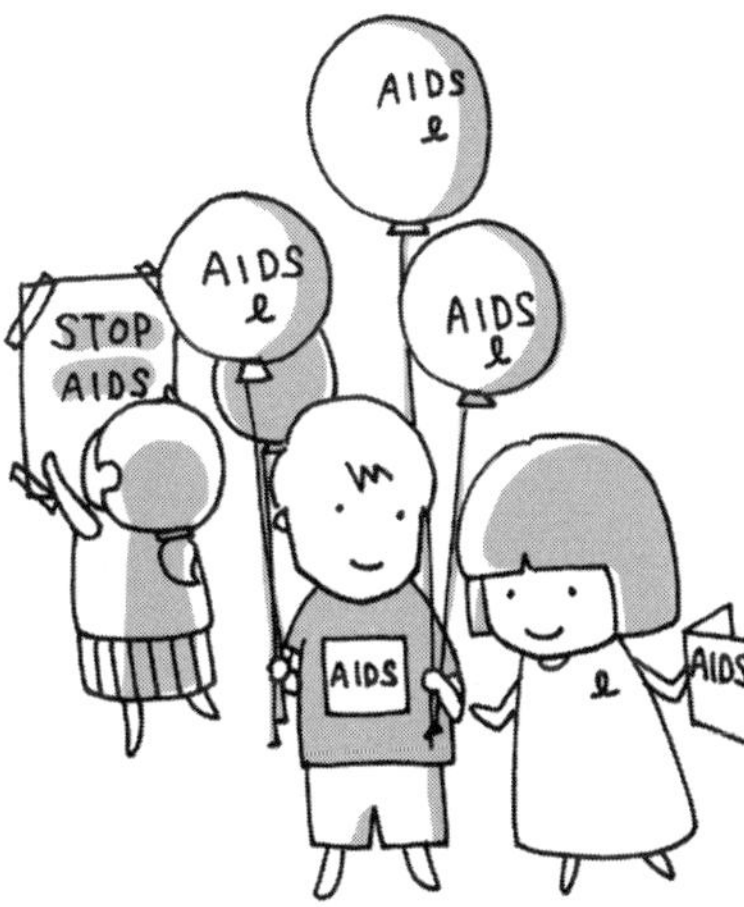

これまでは、アフリカとエイズの関係について、とくに「いのちの格差」という視点から見てきました。しかし、エイズとは、日本にいる私たちとは関係のない病気なのでしょうか？

さいごに、日本でのエイズの状況を振り返りながら、自分の大切ないのちをまもるために私たち1人ひとりができること、そして世界のエイズの状況を変えていくために何ができるのかを考えてみましょう。

1日4・3人がHIVに感染している日本

2008年末時点で、日本には検査で確認されたHIV感染者が約1万人、エイズ患者が約5000人いると報告されています*。日本では、HIVの混入した凝固因子製剤の使用によって、多くの血友病患者（32ページ参照）がHIVに感染してしたことが最初にニュースなどで取り上げられたため、いわゆる「薬害エイズ*」の印象が強くあるかもしれませんが、1万5000人というこの数字は、凝固因子製剤による感染は除いた数で、現在の新規感染者の約9割が性的接触よるものであることを知っておく必要

＊厚生労働省エイズ動向委員会・平成20年エイズ発生動向

＊薬害エイズ：血友病患者の治療に使用する輸入の凝固因子製剤がHIV感染の危険があることが海外で問題となり始めた後も、日本で安全だとされ、使用中止が遅れたため、多くのHIV感染者を生み出した。

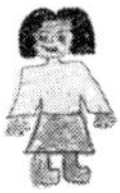

があります。

２００８年の１年間に新たに報告されたＨＩＶ感染者は１１２６人、エイズ患者は４３１人と、過去最高となりました。毎日４・３人が新たにＨＩＶに感染していることになります。すでにエイズ治療薬が導入されている主な先進国では、新規ＨＩＶ感染者数が横ばいもしくは減少傾向にありますが、日本だけが、下の図のように１９９６年以降、ＨＩＶ感染者およびエイズ患者が増え続けているのです。

今、日本の若者たちが危ない

１９９０年の半ばから、日本の若者たちの間で人工妊娠中絶の数や性感染症にかかる人の数が増えています。それが、ＨＩＶやエイズと何の関係があるのかと思われるかもしれませんが、今、日本でのＨＩＶ感染経路が性行為によるものが一番多いことを考えると、若者の間での性行動の変化はとても関係があるのです。

２００３年には10代の女性の約２％（約50人に１人）が前年２００２年１

日本の HIV 感染者およびエイズ患者報告数の推移（1995-2008）

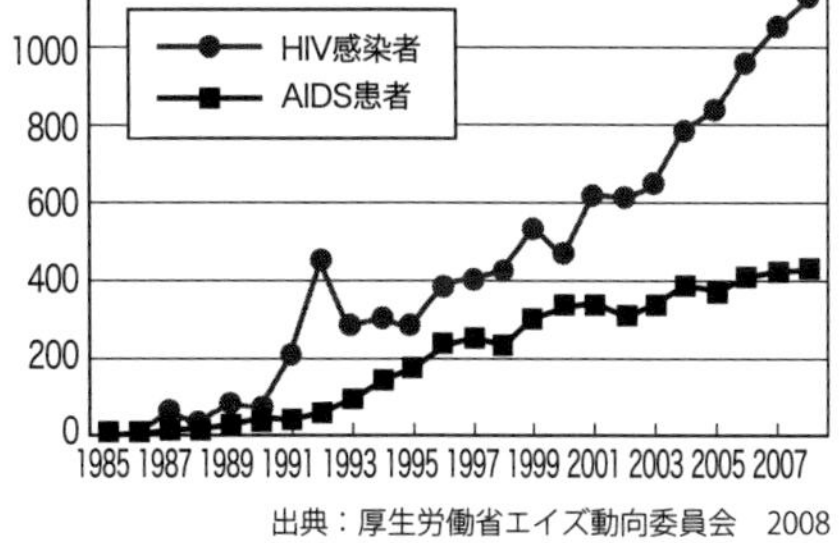

出典：厚生労働省エイズ動向委員会　2008

年間に妊娠し、出産もしくは中絶をしたという報告*があります。この母数は性交を経験したことがない女性も含みますから、性交経験者だけに絞れば、もっと数字は高くなります。

また性感染症の代表的なクラミジアと淋病の感染の推移を見てみると、1990年以降、とくに女性の性器クラミジアの増加が目立ちます。これは全国的に見られる傾向で、決して都市部特有の傾向ではないことも指摘されています。

クラミジアや淋病などの性感染症とエイズは、どのような関係があるのでしょうか。

クラミジアは、クラミジアトラコマティスという病原体が、人の細胞に寄生して繁殖する、性感染症の1つです。症状は比較的軽度で自覚症状がわかりにくいため多数の人が感染しています。しかし、精液・膣分泌物・血液・唾液などの体液交換があるような性行為や、それに似た行為をしなければ感染はしません。

淋病は、淋菌という増殖力の強い病原体によって感染する性感染症の1つで、クラミジアと同様、性行為による感染以外ではあまり感染することはあ

＊報告：『10代の性行動と日本社会』（木原雅子、ミネルヴァ書房、2006年）

性感染症の年次推移

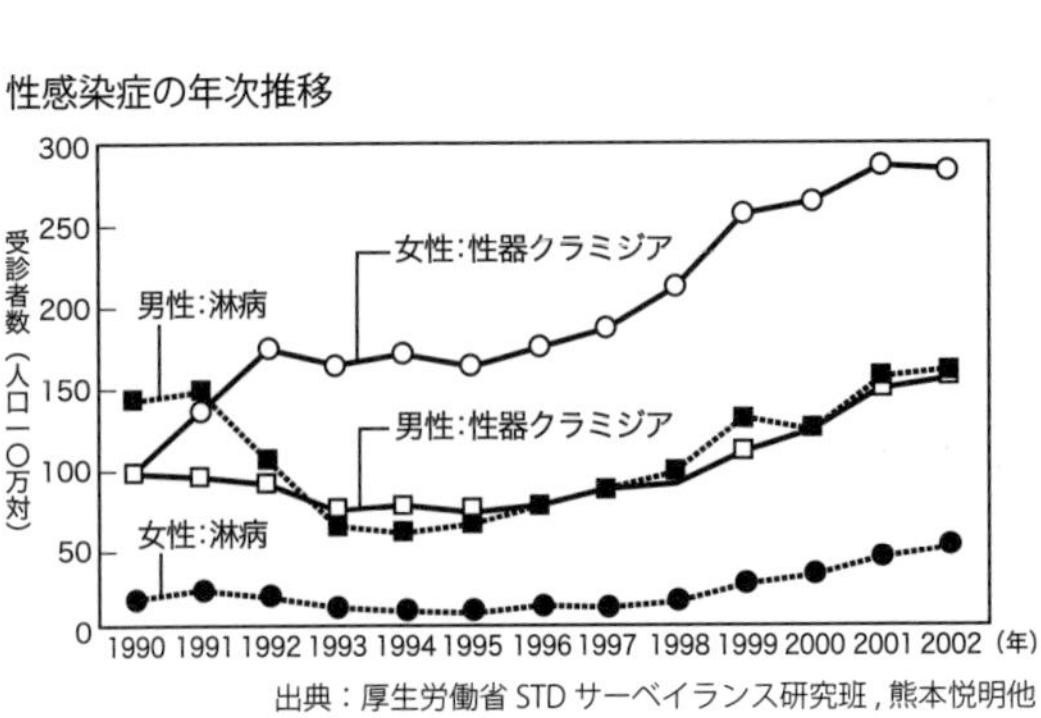
受診者数（人口一〇万対）
300
250
200
150
100
50
0
女性：性器クラミジア
男性：淋病
男性：性器クラミジア
女性：淋病
1990 1991 1992 1993 1994 1995 1996 1997 1998 1999 2000 2001 2002（年）

出典：厚生労働省 STD サーベイランス研究班，熊本悦明他

りません。

クラミジアや淋病などに感染すると、性器に炎症や潰瘍《かいよう》＊ができてしまうので、男性では10～50倍、女性では30～50倍もＨＩＶに感染しやすくなると推定されています。日本の若者の中で性感染症にかかる人が増えるということは、ＨＩＶも増える可能性が十分にあると考えられます。

エイズに対する正しい知識を持とう

ＨＩＶは血液、精液、膣分泌液、唾液、母乳、尿、涙などの体液に含まれています。これらのＨＩＶを含む体液が、傷ついた粘膜や皮膚に直接濃厚に接触したときに感染します。しかし、唾液や尿に含まれているＨＩＶは微量なので、それらによって感染する可能性はほとんどないと考えられます。

ＨＩＶの感染経路は、大きく３つ（母子感染、血液感染、性行為）に限られているので、正しい知識を持ち、その知識に基づいた行動をすれば、感染は十分に防げるのです。

＊潰瘍：炎症によって皮膚や粘膜の組織が崩れてしまった状態。

エイズは他人事ではありません

もしかしたら、あなたは性やセックスの話をすることは恥ずかしいことだと思っているかもしれません。残念ながら、日本の学校でおこなわれているエイズ教育では、「こうしても感染しない」という情報は伝達されても、「こうすれば感染しない」という情報は伝達されない傾向があります。

つまり、性活動が活発になりつつある若者が一番必要としている情報は、学校現場や家庭ではなく、友人、先輩、コミック雑誌、ポルノ雑誌などが主な情報源になっているのが現状です。京都大学大学院医学研究科准教授の木原雅子氏は、『10代の性行動と日本社会』という本のなかで、若者の性に関する情報ニーズと予防教育の現状にはギャップがあることを指摘しています。２００３年に地方高校2年生約５０００人を対象にした調査から、男子94％、女子93％が「危ないことは危ないと教えてほしい」と希望していると報告しています。

性やセックスについての正しい知識を身につけること、またそれらについて恥ずかしがらずにまじめに話をすることは、いのちの大切さを考えるためにも非常に重要なことです。もし、いまあなたが大切だと思っている人がいるのであれば、そのパートナー以外の人とは性行為をしないことや、またコンドームを使うことで、あなたのパートナーを妊娠や性感染症から守ることができます。現在のセックスパートナーが1人だけだからと言っても、お互いのＨＩＶ抗体検査によって明らかにしないかぎり、感染の可能性はゼロではないことを忘れないでください（28ページ参照）。エイズは予防しなければ誰でも感染しうる病気です。決して他人事ではないのです。

エイズの背景にある社会問題について考えてみよう

これまでエイズは1つの病気ではありますが、エイズの流行は決して個人の問題ではないことをアフリカを例に見てきました。エイズの背景に垣間見る貧困、ジェンダー、性暴力などさまざまな社会に存在する問題は、アフリカに限った問題なのでしょうか？　日本には存在しないのでしょうか？

日本性教育協会の調査によると、日本でも恋人からのＤＶ*の被害にあって

＊ＤＶ：ドメスティック・バイオレンスの略称。身体的暴力、精神的暴力、性暴力も含む。

いる現状が読み取れます。図①を見ると、日本でも高校生や大学生が、①「身体的暴力」としてたたかれたり、蹴られたりしたり、②「性的暴力」として、いやな性行為をされた、③無理やりセックスをされた、④友達とのつきあいを細かくチェックされたという被害を受けていることがわかります。また、「デートレイプ」という言葉が象徴するように、性的暴力は決して見知らぬ人が加害者になるだけではなく、友人などの知り合いも加害者になりうることも図②からわかるでしょう。

なぜ、今日本でＨＩＶを含む性感染症の感染が拡大しているのか、その背景にあるジェンダーの問題などについて、私たちの足元から考えてみることも大切です。

ＮＧＯ活動に参加してみよう

世界のエイズやアフリカについてもっと知りたい、自分も何かできることをしてみたいけれども、どこに行けばいいのか、何をしていいのかわからないかもしれません。これから紹介するＮＧＯでは、若者による、若者のため

図①　恋人からの DV 経験率

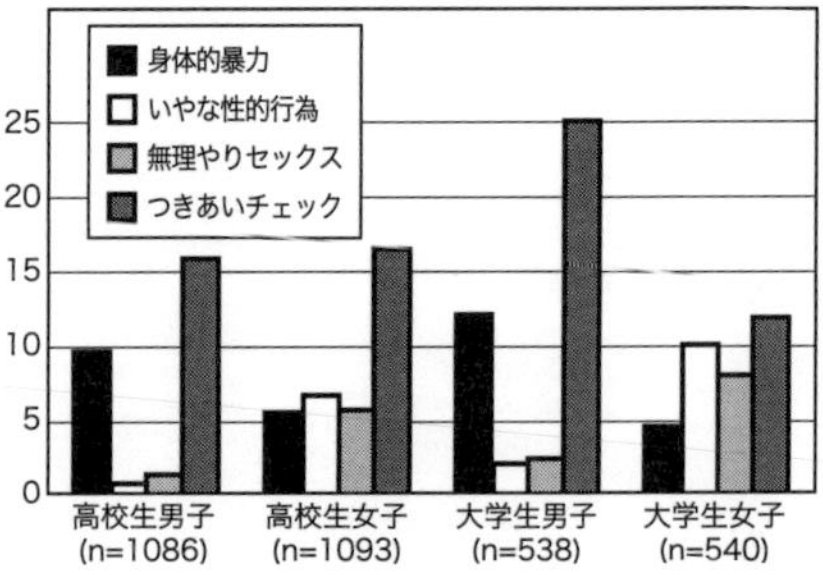

図②　性的行為の強要被害率（加害者別）

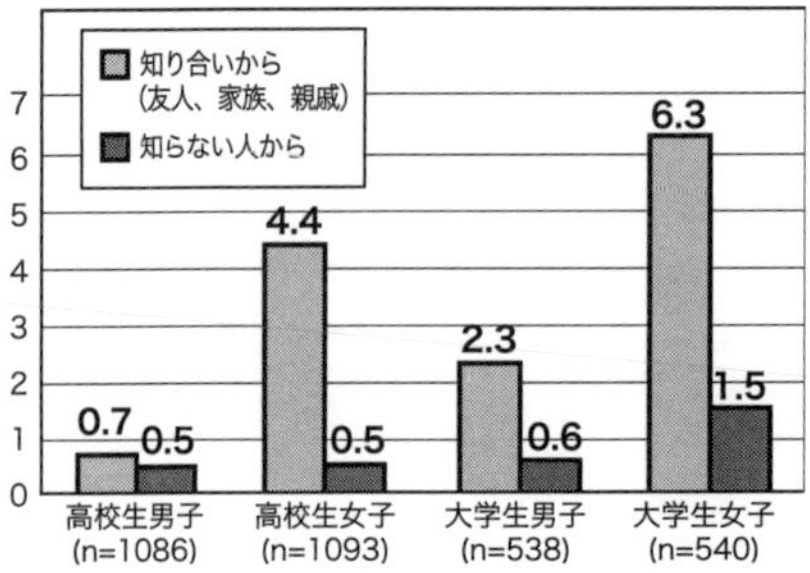

「若者の性」白書　日本性教育協会（2007）を基に筆者作成

の、エイズに関する勉強会や予防啓発活動がおこなわれています。ぜひ、参加してみましょう。

ハータス（ＨＡＡＴＡＳ）——若者たちによって運営されている認定ＮＰＯ法人シェアのエイズ・ボランティア・チームです。さまざまなバックグラウンドを持った学生や社会人が、月に２回シェア東京事務所に集まり、ＨＩＶ／エイズについて勉強したり、若者の集まるイベントで、エイズ教育や予防啓発活動を実施しています。

問い合わせ先　シェア東京事務局　０３（５８０７）７５８１

info@share.or.jp　http://share.or.jp/join/vol/vol/haatas.html

ワッズ（ｗＡｄｓ）——ｗＡｄｓとはWorld AIDS Day Series の頭文字をとったもので、12月1日の世界エイズデーに合わせて約2カ月間にわたり、全国の若者が一体となっておこなう、エイズの全国意識喚起キャンペーンです。「日本のエイズをめぐる問題に対し、若者から変わっていこう」を目的に、日本中の学生団体や社会の中の様々なセクターと連携を組みながら、クラブ

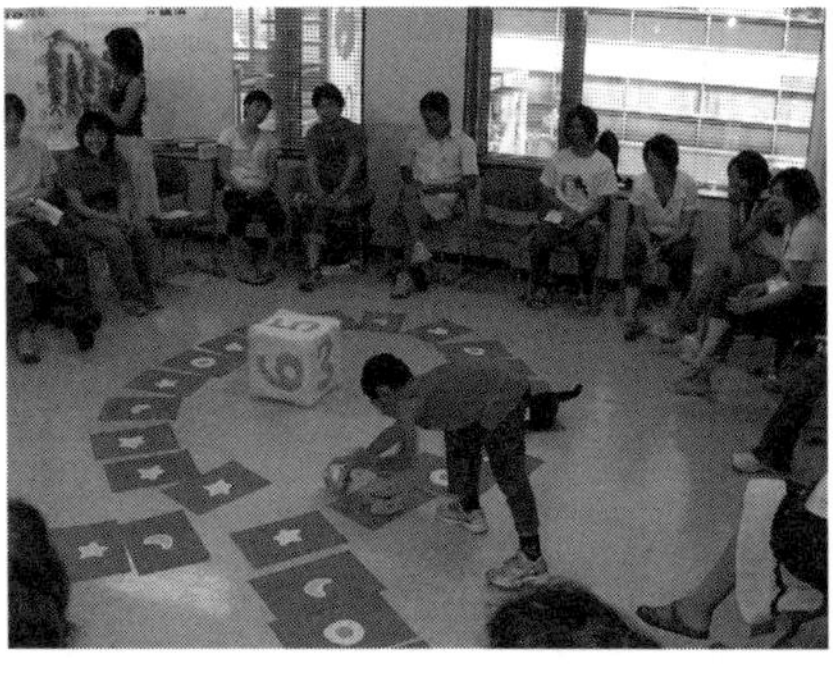

「エイズすごろく」をしているＨＡＡＴＡＳワークショップ

イベント、街頭キャンペーン、健康教育、エイズパレードなどを実施しています。ハータスも賛同団体として参加しています。

問合せ先　info@wadsjapan.net　http://www.wadsjapan.net/

日本国際ボランティアセンター（ＪＶＣ）――アフリカに関心のある人たちが毎週火曜日の夜7時半から事務所でミーティングを行っています。アフリカをテーマにした講座や料理会を開いたり、エイズに関するワークショップもおこなったりしています。

問い合わせ先　日本国際ボランティアセンター　０３（３８３４）２３８８

info@ngo-jvc.net　http://www.ngo-jvc.net/

アフリカ日本協議会（ＡＪＦ）――アフリカはじめ途上国でのＨＩＶ陽性者支援、エイズ治療やケア・サポートにつながる情報を提供するメールマガジン「グローバル・エイズ・アップデイト」を発信しているＮＧＯです。世界的なエイズ対策への資金拠出が拡大されるよう各方面へ働きかけや在日アフリカ人へのエイズ啓発、在日アフリカ人ＨＩＶ陽性者支援もおこなっています。

問い合わせ先　ＡＪＦ事務局　０３（３８３４）６９０２

info@ajf.gr.jp。http://www.ajf.gr.jp/lang_ja/index.html

スタディツアーに参加してみよう

この本を読んで、もっと海外でのエイズプロジェクトについて学んでみたいと思った人は、ＮＧＯがおこなっているスタディツアーに参加するという方法もあります。「百聞は一見に如かず」です。

・道祖神＊（南アフリカ）

http://www.dososhin.com/

・エイズ孤児支援NGO・PLAS（ウガンダ・ケニア）

http://www.plas-aids.org/

・ＮＰＯ法人シェア（タイ）

http://share.or.jp/

＊道祖神： 希望により「駐在員と回るスタディツアー」の手配が可能。

世界エイズデーのキャンペーンやイベントに参加してみよう

12月1日の「世界エイズデー」の前後は、ＮＧＯや企業などが、各地でさまざまなイベントを催します。

財団法人エイズ予防財団（ＪＦＡＰ）——多くのボランティアが参加し、若者向けの街頭キャンペーンを実施しています。10月頃からは、全国各地の世界エイズデーのイベントに関する情報を財団が運営する「エイズ予防情報ネット」(api-net.jfap.or.jp) で紹介しています。また毎年6月1日〜7日には「ＨＩＶ検査普及週間」キャンペーンも実施しています。

http://www.jfap.or.jp/

ホット・ジェネレーション——プロのアーティストたちが「すべての子どもたちに芸術を」を理念に、障がいを持つ子どもや経済的に困難な状況にある子どもたちにも芸術に親しむ機会を提供しているボランティア団体です。

■南アフリカで活動している団体

認定ＮＰＯ法人シェア＝国際保健協力市民の会（ＳＨＡＲＥ）
http://share.or.jp

認定ＮＰＯ法人日本国際ボランティアセンター（ＪＶＣ）
http://www.ngo-jvc.net

アジア・アフリカと共に歩む会（ＴＡＡＡ）
http://www.taaa.jp/

南部アフリカの教育を支える会（ＰＥＳＦ）
0493-62-1849

■日本でエイズの活動をしている団体

認定ＮＰＯ法人シェア＝国際保健協力市民の会（ＳＨＡＲＥ）
http://share.or.jp

特定非営利活動法人　ぷれいす東京
http://www.ptokyo.com/

特定非営利活動法人　エイズ&ソサエティ研究会議（ＪＡＳＡ）
http://www.asajp.jp/

特定非営利活動法人　ＨＩＶと人権・情報センター（ＪＨＣ）
http://www.npo-jhc.com/

日本ＨＩＶ感染者ネットワーク・ジャンププラス（ＪａＮＰ+）
http://www.janpplus.jp/index.html

ライフ・エイズ・プロジェクト（ＬＡＰ）
http://www.lap.jp/

財団法人エイズ予防財団（ＪＦＡＰ）
http://www.jfap.or.jp/

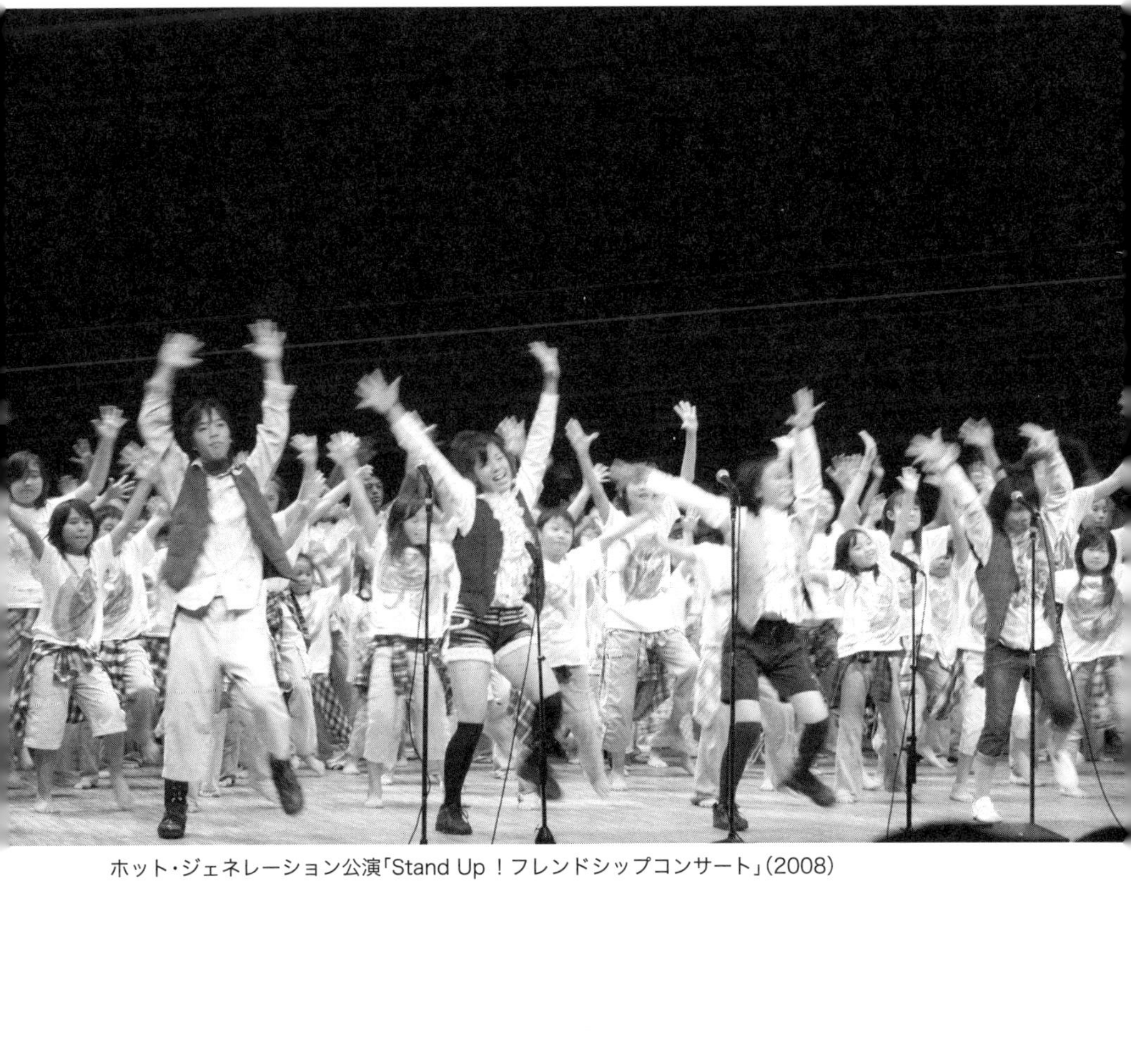

ホット・ジェネレーション公演「Stand Up！フレンドシップコンサート」(2008)

クリスマス・コンサートでは、多数のプロ・アーティストと子どもたちが共演して、NPO法人シェアの南アフリカのエイズ孤児たちのための感動的なチャリティ・コンサートを開催しています。

http://www.hot-generation.com/jp/index.html

ザ・ボディ・ショップ——1997年から毎年、12月1日の世界エイズデーの前後に、全国の店頭でエイズの予防啓発キャンペーンをおこなっています。「エイズはみんなの問題です」をキーメッセージにエイズの情報が載ったパンフレットを配布し、店頭募金、また特定の製品を購入すると、その一部がたとえばアフリカでエイズプロジェクトを実施しているNGOへの寄付となる、というような仕組みになっています。

ザ・ボディショップカスタマーサービスセンター

03（5219）6160（平日10時〜18時）

http://www.the-body-shop.co.jp

サンスター株式会社——ハミガキなど日用品で知られるこの企業は、これまでもさまざまなイベントを企画し、２００９年には、ネイル・アーティストの草野順子さんを招いて「レッドリボン・ネイル講座」を開催し、指先からエイズ啓発のメッセージを発信するという一般の人が参加できるイベントが開催されました。

http://jp.sunstar.com/

■ＨＩＶ／エイズ基礎用語

ＨＩＶ（エイズウィルス）

ＨＩＶとはHuman Immunodeficiency Virus（ヒト免疫不全ウィルス）の頭文字をとったものでウィルスの名称です。本の中では、わかりやすくするために「エイズウィルス」という表現も使っています。

ＨＩＶ感染

ＨＩＶ（エイズウィルス）に感染している状態。HIVに感染しているかどうかはHIV抗体検査を受けなければわかりません。

ＨＩＶ感染者

ＨＩＶに感染している人のことをＨＩＶ感染者、もしくはＨＩＶ陽性者といいます。

エイズ

エイズとはAcquired Immuno-deficiency Syndrome（後天性免疫不全症候群）の頭文字をとったもので、ＨＩＶに感染し、免疫の働きが低下することによってさまざまな病気を発症するようになった状態をいいます。

エイズ患者

エイズを発症している人。ＨＩＶに感染しても、すぐにエイズを発症するわけではありません。したがって、ＨＩＶ感染者＝エイズ患者ではありません。

ＨＩＶ抗体検査

ＨＩＶ検査やエイズ検査と呼ばれることもあります。正確な結果を得るためには、感染の機会があってから６０日経過してから受けるようにします。日本では、保健所などで匿名・無料で検査を受けられる機会が設定されています。

エイズ治療薬

エイズウィルス（HIV）の増殖を抑える薬。抗HIV薬、ARV（Anti-Retroviral）とも呼ばれます。この本では、わかりやすくするために「エイズ治療薬」という表現を使用しています。

エイズ孤児

エイズによって両親のいずれか、もしくは両親を亡くした０～17歳の子どもを指します。「エイズ遺児」という表現もしますが、この本ではわかりやすくするために国際エイズ会議の報告書に基づいて「エイズ孤児」という表現にしています。

エイズの影響を受けている子どもたち

子ども自身がHIVに感染しているもしくはエイズ患者であるばあいや、自身は感染していないが親がHIV感染者・エイズ患者で、保護を受けなければならない状況下にある子どもを指します。

※文中の名前は子どもたちの人権に配慮して仮名にしています。

参考になる本

『アパルトヘイトの子どもたち』（吉田ルイ子著、ポプラ社、１９９０年）

『エイズ政策の転換とアフリカ諸国の現状―包括的アプローチに向けて―トピックリポートNo.52』（牧野久美子／稲場雅紀編、アジア経済研究所、２００５年）

『グローバル・エイズ―途上国における病の拡大と先進国の課題』（アリグザンダー・アーウィン、ジョイス・ミレン、ドロシー・ファローズ著、八木由里子訳、明石書店、２００５年）

『こどもたちのアフリカ〈忘れられた大陸〉に希望の架け橋を』（石弘之著、岩波書店、２００５年）

『これだけは知っておきたい―ＨＩＶ／エイズの基礎知識』（財団法人エイズ予防財団）

『10代の性行動と日本社会―そしてＷＹＳＨ教育の視点』（木原雅子、ミネルヴァ書房、２００６年）

『ストップＨＩＶ／ＡＩＤＳ―ＨＩＶ／エイズを正しく理解するための本―』（岡慎一著、少年写真新聞社、２００６年）

『世界こども白書』（ユニセフ、２００１-２００８年）

『地球規模感染症（パンデミック）と企業の社会的責任：三大感染症―エイズ・結核・マラリアに立ち向かう企業』（財団法人日本国際交流センター、世界基金支援日本委員会、２００９年）

『ドナルド・ウッズのアパルトヘイト問題入門』（ドナルド・ウッズ著、天笠啓祐／楠瀬佳子訳、第三書館、１９９０年）

『21世紀の平和を考えるシリーズ　エイズ　とめよう世界に広がる病』（大貫美佐子監修、ポプラ社、２００３年）

『人間開発報告書』（国連開発計画、１９９４―２００９年）

『「人間の安全保障」とアフリカのエイズ』（アフリカ研究71、２００７年）

『貧困プロファイル』（国際協力銀行、２００６）

『保健と特許権　〝ＴＲＩＰＳ協定〟成立の背景と21世紀の課題』（上山明博、アフリカ日本協議会、２００１年）

『南アフリカ「虹の国」への歩み』（峯陽一著、岩波新書、１９９６年）

『「若者の性」白書　第６回青少年の性行動全国調査報告（財団法人日本性教育教会／編、小学館、２００７年）

Alta Van Dyk, "HIV/AIDS Care and Counselling-A Multidisciplinary Approach" Pearson Education South Africa, 2005

Emma Guest, "Children of AIDS-Africa's Orphan Crisis",Pluto Press, 2001

Geoff Foster, Carol Levine, and John Williamson "A Generation At Risk"Cambridge, 2005

Pieter Fourie, "The Political Management of HIV and AIDS in South Africa", Palgrave, 2006

The Global Fund, "The Global Fund 2010 Innovation and Impact, 2010"

The World Bank, "The Africa Multi-Country AIDS Program 2000-2006"

UNAIDS"Report on the global HIV/AIDS epidemic Update 2009"

UNAIDS, UNICEF, USAID, "Children on the Brink 2004"

■HIV／エイズの理解度チェック

さて、ここまでHIVやエイズについて学んできましたが、あなたは、どのくらい正しい知識が身についたでしょうか？　クイズに挑戦してみてください。

①HIVとエイズは同じ意味ですか？
②HIVは空気感染しますか？
③HIVに感染している人と一緒にご飯を食べたり、プールに入ったり、手をつないだりすると感染することはありますか？
④エイズを完治する薬は、既に開発されていますか？
⑤HIVの感染で一番多いのは母子感染ですか？
⑥HIV感染を防ぐためには、性行為のときにコンドームを使うことは有効ですか？
⑦エイズ患者の血を吸った蚊に刺されると、HIVに感染することがありますか？

⑧ＨＩＶは動物から感染することはありますか？
⑨正しい知識をもって行動をしていれば、ＨＩＶ感染は予防できますか？
⑩クラミジアや淋病などの性感染症にかかっていても、ＨＩＶに感染することはありますか？
⑪避妊のためのピルを飲んでいればＨＩＶ感染や性感染症を防ぐことはできますか？
⑫ＨＩＶに感染しているかどうかは、見た目でわかりますか？
⑬ＨＩＶに感染していても、適切な治療を受けることによって、エイズの発病をくい止めることができますか？
⑭現在１人のパートナーとだけ性行為を持っているので、コンドームは使わなくてもＨＩＶに感染することはありませんか？
⑮２０１０年現在、日本では、ＨＩＶに感染する人は減っていますか？

回答（くわしい解説は各章を参照）

① いいえ、違います（第２章）、②いいえ、しません（第２章）、③いいえ、しません（第２章）、④いいえ、まだ開発されていません（第２章）、⑤いいえ、違います（第２章）、⑥はい、有効です（第２章）、⑦いいえ、しません（第２章）、⑧いいえ、感染しません（第２章）、⑨はい、できます（第２章）、⑩はい、感染します（第８章）、⑪いいえ、できません（第２章）、⑫いいえ、わかりません（第２章）、⑬はい、できます（第２章）、⑭いいえ（第５章）、⑮いいえ、増えています（第８章）

あとがき

20歳の夏休み、メキシコで1人のストリート・チャイルド（路上で生活する子ども）と出会いました。メディアを通して彼らの存在は知っていましたし、かわいそうと「同情」を感じていました。しかし、実際にストリート・チャイルドが私の目の前に現れたとき、その「同情」が「悲しみ」に、やがて「怒り」に変わっていったのを今でもはっきりと憶えています。

私が出会ったその7歳の少年は1つ10円ほどのチューイングガムをアメリカ人の観光客相手に売っていました。私は「どうして学校に行かないの？」と尋ねました。そうすると、「だって、学校じゃかせげないでしょ」という返事が返ってきました。今思えば何てむごい質問をしたものかと自らを反省していますが、それよりも、わずか7歳の子どもにこんなことを言わせてしまう世の中はいったいどうなっているのか……

当時、私は日本で同じ7歳の子どもの家庭教師をしていました。その子は、塾にも通い、家庭教師も付け、ピアノを習い、スイミングスクールにも通っていました。なぜ、この世に同じように生を受けているのに、１人は過剰と言えるほどの教育を受け、もう１人は義務教育さえも受けられないのか……。この世界に存在する格差を目《ま》の当たりにし、私の「同情」は一気に「悲しみ」を通り越し「怒り」へと変わっていきました。そして、この世の中を変えなくてはと思ったのです。

それから15年経った２００５年夏、私はＮＧＯスタッフとして南アフリカの地にいました。そこには、同じＨＩＶに感染して生まれてきた子どもでも、生まれた場所・環境によって「いのち」そのものに格差が生じているという現実がありました。メキシコでの体験から15年の時がたっていましたが、世界の格差は、悲しいことに拡大していたのです。本書に出てくるプリビリッジ君の死は、私にたくさんの涙を流させ、私にたくさんのことを考えさせ、たくさんのことを教えてくれました。彼が亡くなってから数週間は、目の前にいる人さえ救えない自分の無力さを嘆き、さらに「私はいったい何しに南アフリカまで来たのだろうか」、と自問自答する日々が続きました。

そのような私の気持ちを綴ったメールを出した友人の１人から「そういうあなただからこそ、エイズで亡くなっていった人たちのことを伝えていけるんじゃないの？」と返信が。そうだ、悲しんでばかりいたって状況が変わるわけではない、私が彼らのことを語っていくことによって、彼らが最後まで尊厳をもって立派に生き抜いたことを証明することができるのかもしれない、それに何よりも、このゆがんだ世界の状況を１人でも多くの人に伝えていかなければいけないと思ったのです。ようやく私は自分の役割を果たしていく決意ができ、日本に帰国してからは、学校現場や講演会の場で、私が見たアフリカのエイズについて語ってきました。

この世界の格差や差別、偏見―これらは人間が作り出したのであれば、作り出した人間が解決できるはず。世界を変えていけるのは他の誰でもない私たちなのです。１人ひとりの人権が守られ、いのちが平等に大切にされ、本当に必要としている人びとに薬や医療サービスが届くような地域社会を作っていかなければなりません。そして、何よりも、病気の有無に関わらず、ひとりひとりが人間として持てる力を最大限に生かし、健康で平和な生活を享受できる世界が実現できるまで、私たちの挑戦は続きます。

南アフリカには「ウブントゥ＝みなさんあっての自分」という言葉があります。その言葉には、お互いへの忠誠心や人と人との関係を大切にするアフリカの精神を表した素敵な意味があります。

　この本も、これまでのたくさんの人びととの出会いや関係のなかから生まれました。遠い南アフリカ・リンポポ州まで足を運んでいただき、サッカー・ワールドカップ開催の直前で多忙時にも関わらず、この本の「まえがき」や帯の推薦を快く引き受けてくださった元サッカー日本代表の北澤豪さん、「本を書いて日本の若い人たちに伝えたい」という思いが形になるまで3年にわたって根気強く支えてくださった合同出版の八尾浩幸さん、原稿に目を通してくださった方々や、写真やイラストを提供してくださったみなさん、そして南アフリカでの単身赴任時も陰で支えてくれた夫・大輔とこの本の執筆中に生まれた息子世安、そのほかたくさんの方々のご協力・応援がなければこの本は誕生することはありませんでした。ご協力いただいたみなさま、本当にありがとうございます。

　最後に、私にたくさんのことを考え、学ぶきっかけをくれたプリビリッジ君、今日この瞬間も一生懸命生きているエイズの影響を受けた世界中の子どもたちにこの本をささげます。

青木　美由紀

すべての人に健康を！ 保健医療NGOシェア

SHARE

予防可能な病気で亡くなる子どもたち。

妊娠・出産が原因で命を落とすお母さん。

生まれた国や環境によって、世界には“いのち”の格差があります。

シェアは1983年設立以来、ひとつでも多くの“いのち”を守るため、保健医療支援にチャレンジしてきました。

その活動は地域の健康改善という形で着実に根付き、世界を変えています。

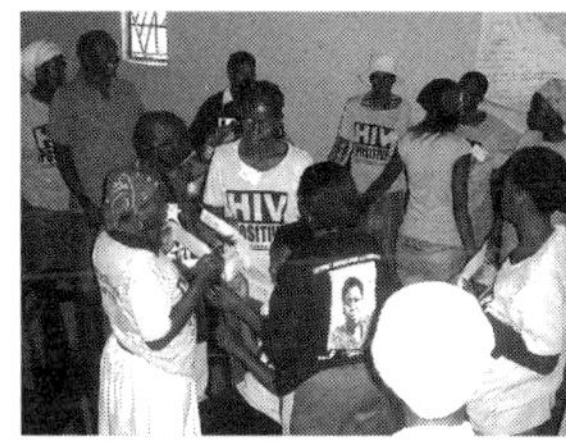

HIV感染者を対象にしたエイズ研修。HIVウィルスや母子感染予防やエイズ治療薬などについて、講義やワークショップを通して学びます。

主な活動

エイズ：感染の有無にかかわらず協力できる社会をつくる
母子保健：予防可能な病気や出産でいのちを落とさないために
保健教育：病気を治すのではなく、予防するために
在日外国人支援：日本で拡がる“いのち”の格差、日本社会を支えるために

活動国：南アフリカ、タイ、カンボジア、東ティモール、日本

シェアを応援してください

1. シェアの“いのち”を守る活動へ寄付をする。寄付いただいた方へは活動報告をお送りします。＊シェアは寄付金控除の対象となる認定NPOです＊

［ゆうちょ銀行］00100-1-132730／特定非営利活動法人国際保健協力市民の会
［三菱東京UFJ銀行］春日町支店／普通預金／0866524／特定非営利活動法人国際保健協力市民の会代表本田徹
［クレジット決済］シェアHP（http://share.or.jp）よりお手続きください

2. シェアの活動を友だちや企業に紹介する。支援の輪が拡がれば、多くの“いのち”を守れます。

3. シェアに資料請求する。知ることから最初の一歩が始まります。

（認定）特定非営利活動法人 シェア＝国際保健協力市民の会
〒110-0015　東京都台東区東上野1-20-6　丸幸ビル5F
TEL 03-5807-7581 FAX 03-3837-2151 E-mail info@share.or.jp URL http://share.or.jp

執筆者プロフィール

青木美由紀（あおき　みゆき）

元認定NPO法人シェア＝国際保健協力市民の会スタッフ
宮城県出身。創価大学卒業。米国コロンビア大学ティーチャーズカレッジで修士課程（国際教育開発専攻）修了。帰国後、企業勤務を経て、2000年よりシェアで保健プロジェクトに従事。2005年8月から07年4月までプロジェクト・マネージャーとして南アフリカ・リンポポ州におけるHIV／エイズの予防啓発およびケア＆サポートプロジェクトに携わる。パートナーの転勤に伴い、2017年にシェアを退職し、現在は南アフリカ共和国ヨハネスブルグで2人の男児の子育てに奮闘中。
共著に『21世紀の平和を考えるシリーズ紛争—傷つけあう悲劇を乗り越えて—』（ポプラ社）、『すべてのいのちの輝きのために』（めこん）、『人権で世界を変える30の方法』（合同出版）などがある。

協力：沢田貴志、津山直子、渡辺直子
写真提供：シェア＝国際保健協力市民の会／日本国際ボランティアセンター
カバー・本文イラスト：飯澤幸世、大越京子

ぼくは8歳、
エイズで死んでいくぼくの話を聞いて。
南アフリカの570万人のHIV感染者と140万のエイズ孤児たち

2010年 6 月15日　第1刷発行
2018年12月20日　第3刷発行

著　者　青木美由紀
発行者　上野良治
発行所　合同出版株式会社
東京都千代田区神田神保町1-44
郵便番号　101-0051
電話　03（3294）3506　FAX03（3294）3509
ＵＲＬ　http://www.godo-shuppan.co.jp
振替　00180-9-65422
印刷・製本　株式会社シナノ

■刊行図書リストを無料送呈いたします。
■落丁乱丁の際はお取り換えいたします。

ISBN978-4-7726-0388-1　NDC360　210 × 148　©Miyuki Aoki, 2010